近藤誠
Kondo Makoto

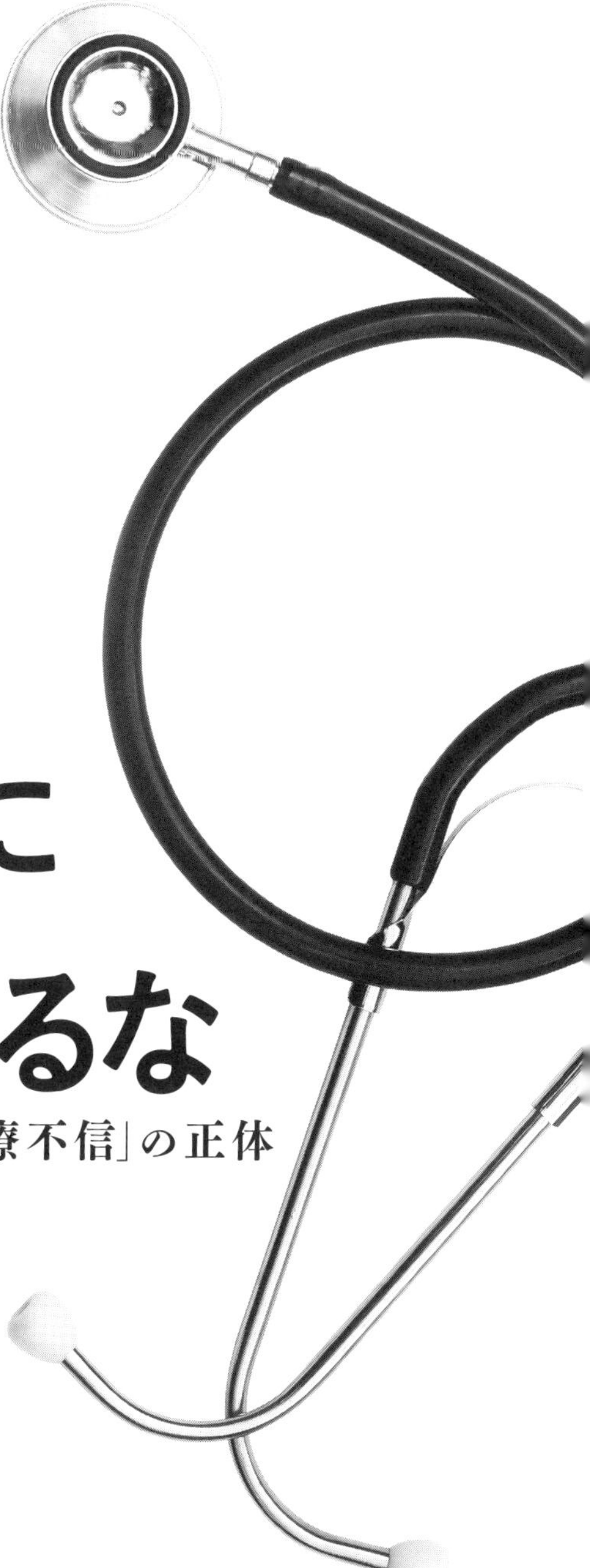

医者に殺されるな

僕が闘い続けた「医療不信」の正体

ビジネス社

著者の近藤誠先生は２０２２（令和４）年８月13日、虚血性心不全でこの世を去りました。第１～３章は、２０１７（平成29）年10月17日から２０１８（平成30）年５月22日にかけて行った、５回にわたる近藤誠先生への取材をまとめたものです。

第1章 僕がたどりついた「がん治療」の真実

私の近藤誠論 1

「近藤理論」と医療界の不都合な真実――和田秀樹

第2章 僕が闘い続けた「医療不信」の正体

私の近藤誠論 2

矛盾だらけの医療界を突いた「医学の常識」――養老孟司

第3章 僕が「闘う医師」になった本当の理由

私の近藤誠論 3

常に患者に寄り添い「女性の尊厳」を守った同志――上野千鶴子

第1章

僕がたどりついた「がん治療」の真実

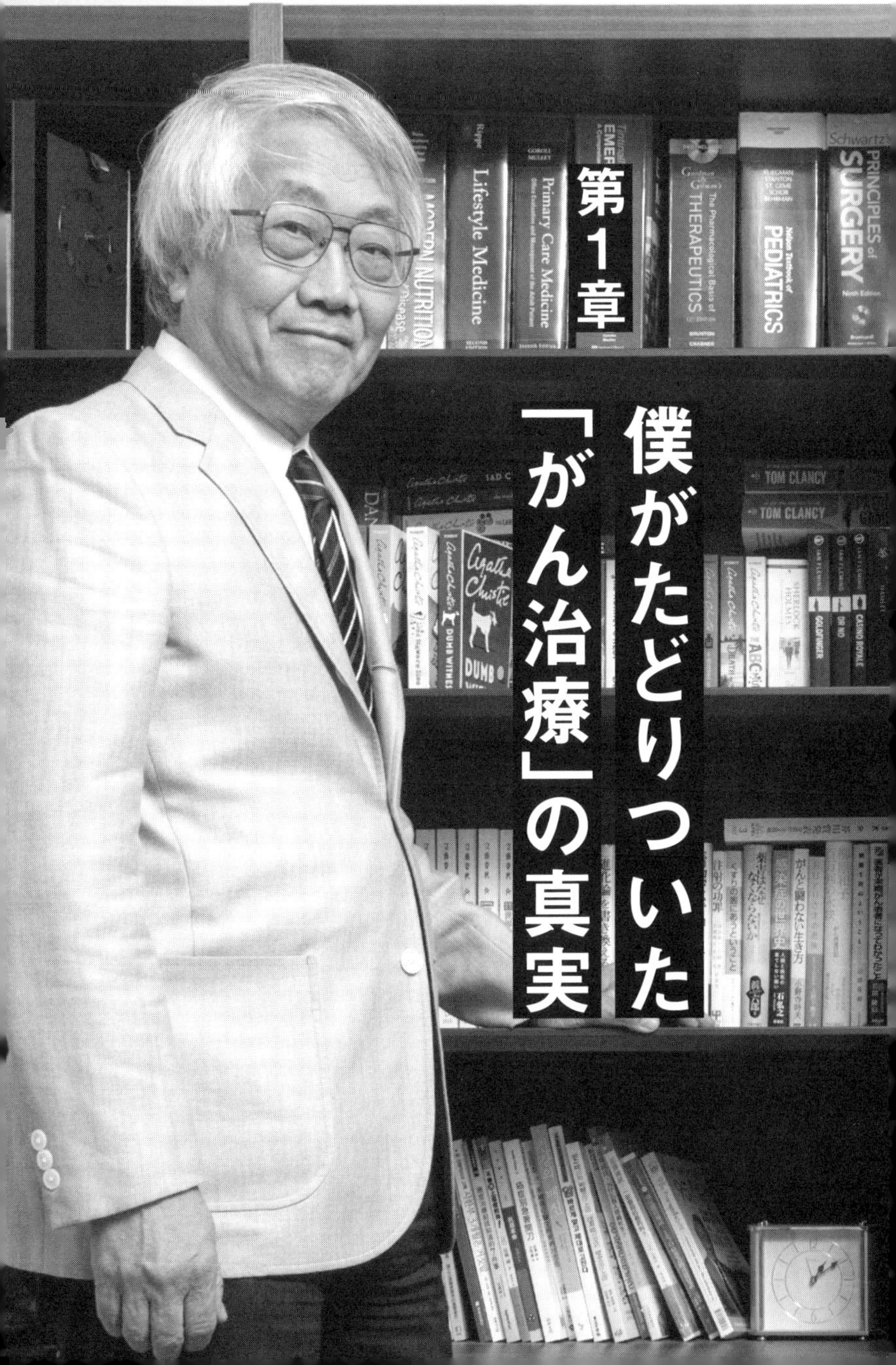

がん患者の暗い表情に立ちすくんだ研修医時代

1973（昭和48）年春――。

僕は放射線科の研修医になりました。研修期間は3年間。診断と治療を半年交代で1年半ずつ回るローテーションです。僕は治療のほうからで、まず上司と病棟を回診。慶應の医学部6年生のとき、放射線病棟を回る実習に行かなかったので、初めての経験でした。訪れた女性患者の6人部屋はカーテンが束ねられ、全員の顔が見わたせました。その瞬間、僕は立ちすくんでしまった。6人の表情の、あまりの暗さに。

当時の放射線科病棟は、他科で治療を受けて治らなかった、進行がん、再発がん、転移がんの患者が送られてくる院内ホスピス的な場所でした。まだモルヒネが使われておらず、骨転移などの痛みを抑える放射線治療の役割は、いまより大きかったのです。

だから放射線科病棟は、がんの「緩和ケア病棟」の役割も兼ねていました。

大部屋の6人も全員がん患者で、そのうち5人が半年以内に亡くなりました。放射線科に回ってくる肺がん患者の死亡率が90％以上、というありさまでした。

がん告知はまだ絶対タブー。

患者は別の病名を言われて、抗がん剤も「栄養剤」などと言いくるめられて打たれて、「本当の病名はがんなのでは。もうすぐ死ぬのでは？」という不安と、猜疑心《さいぎしん》と、恐怖にさいなまれていたのです。

朝の僕の日課は全員に1～2本（500㎖～1ℓ）点滴をすること。点滴液には抗がん剤が混ぜられていました。よい留置カテーテルがまだなく、針を毎日、刺し直しました。代謝が落ちているのに大量の点滴をされると、痰《たん》が増える。そのため何人も、のど仏の下に穴を開ける「気管切開」をされていました。どんどん出てくる痰を、穴に通した金属製のチューブと、奥のほうはゴム管でズルズルと吸引。毎朝、チューブ交換のたびに患者さんが身もだえして苦しがって、かわいそうでした。

そのとき、僕の認識はまだ「点滴は必要なものだから」「気管切開も仕方ないんだろう」。過剰な点滴のせいで痰が増えていることには、思い至らなかった。

いちばんの悲劇は部屋替え。大部屋の死はパニックを呼ぶので、危なくなると2人部屋に移され、最期は1人部屋へ。主治医の「2人部屋に移ってください」は死の宣告だと、みんなわかっていました。部屋を移る患者さんの、絶望のまなざしを忘れられません。

そのうち疑問がわいてきました。先輩医師たちは、寝たきりになった末期がん患者にも、抗がん剤を打ったのです。すると衰弱が進んだり、呼吸困難に陥って、数日で亡くなる人が多い。これはおかしいと思い、同僚に「すぐ亡くなるのは、抗がん剤のせいじゃないの？」と言うと、強い口調で「何言ってるんだ。患者さんを1分1秒でも長く生かすのが医者の使命だろう。それに、明日にも特効薬が出るかもしれないんだ」。

反論はしなかったけれど、僕は、末期の人には抗がん剤を使わなくなっていきました。

筋肉ごと無残に切り取られる乳房

研修医になって半月足らずのとき、日本ではまだ全盛だった乳がんのハルステッド手術にも立ち合いました。乳房を裏側の筋肉ごとえぐり取るので、手術跡はあばら骨が浮き出る残酷な手術です。

当時、慶應大学病院の放射線科では手術もやっていました。教授に手術の心得があり、外科出身の医師もいたからです。急に「近藤君、乳がんの手術を手伝って。君は鉤《こう》を持って筋肉を引っ張っていればいいから」と言われて、僕は緊張しました。

手術の前に、患者さんと何回か話をしました。子どものいる40代の主婦で、乳房を失うことにショックを受けていました。でも乳がんと察していたのか、手術は拒まなかった。手術中、豊かな乳房が筋肉とともに、肋骨から引きはがされていくのを見ながら「ああ、かわいそうに」と、心から同情しました。乳房と筋肉がひとかたまりになって、体から切り離されて金属製のお盆にポンと置かれたときには、痛ましくてため息がもれた。

のちに僕は「無残に切り取られる乳房を、ひとつでも多く救いたい」一心で、乳房温存療法を国内に広めました。振り返ると原点に、このハルステッド手術の光景があります。

次の半年は、診断の研修で、患者のレントゲン写真を見て読影（画像診断）を学びました。2年目になると、血管造影。太ももから大動脈に針を刺して、カテーテルと入れ替えて、造影剤を入れて、肝臓や腎臓を診るやり方です。当時最先端の花形でした。

当時おなかの腫瘍《しゅよう》の診断は、触診しかなかった。それが血管造影だと、異常血管としてウワッとがんが浮き出るんです。「すごい技術だ。血管造影をやりたい」と、放射線診断を目指す研修医が増えました。CT（Computed Tomography＝コンピュータ断層撮影）の誕生で、血管造影の診断的な価値は薄れたのですが。

放射線治療の対象になるのは99％がんなので、診断も治療も気が重い。しかし、仕事を覚えることは楽しかったし、放射線科は医者の数が少ないので風通しがよかった。看護師や技師ともよく連携がとれて、和気あいあいでした。

研修中はだいたい午前中で仕事が終わったので、昼休みにはよく病院を抜け出して近くの神宮プールで泳いでいました。時間に余裕があったので、試験勉強にも没頭。アメリカで医師資格の代わりになる臨床研修資格「ＥＣＦＭＧ（Educational Commission for Foreign Medical Graduates）」を、取得しました。「勉強になるから」と思って取ったこの資格が、１９７９（昭和54）年から翌年にかけてのアメリカ留学につながりました。

欧米の研究結果を素直に受け入れない医学界

3年間の研修期間が終わり、診断に行くか治療か、専属を決めるときが来ました。僕は治療のほうに傾いていました。放射線治療科の核医学部門では、ラジオアイソトープ（ガンマ線を放出する放射性医薬品）を使った診断、治療をします。それで、両部門に通じることができるのが魅力でした。

僕は核医学の研修も受けていて、論文もよく書いていました。実は医学博士を取った論文のテーマも、当時は最先端の分野だった心臓核医学の研究で取ったのです。

ただし後年、僕の著書のプロフィールにはあまり載せませんでした。医学博士をふりかざす医者は多いですが、昔から「足の裏の米粒」、つまり「取らないと気持ち悪いけど、取っても食えない」と言われる、役に立たない資格なのです。

こうして入った放射線治療科は、医員が十数人の寄せ集め所帯でした。耳鼻科医だった人。外科で食えなくなった人。昼間から碁を打っている人たちもいました。

治療科に入ると同時に助手になり、入院患者の主治医役も任されました。上には病棟医長しかいないので、自分の治療計画が、ほぼ通ってしまう。若造がにわかに責任重大になって、治療方法を必死で勉強し始めました。上司たちは他科出身だったり、勉強している気配がなかったので、教科書や論文を読んで自主学習しました。翻訳は不正確なところがあるから、すべて英語の原典を頭に叩き込みました。それで、日本の医学常識に染まらずに済んだ面もあります。

あるとき悪性リンパ腫の一種、ホジキン病の放射線治療を内科から依頼されて猛勉強。雲の上の内科リーダーに欧米の論文を示して、意見を言いました。鼻であしらわれましたが、紆余曲折《うよきょくせつ》の末、再発した患者の治療をあずかり、完治させました。この一件は数年後に、悪性リンパ腫の治療に邁進《まいしん》する契機になりました。

同時にこのとき「欧米の研究成果を、国内の医者は素直に受け入れてくれない」「上層部の意向が絶対で、患者の治療や運命がその意向に左右される」などの医学界の諸問題に気づきました。僕はやがて、治療法のメリット、デメリットを患者さんや社会に向けて、直接、発信するようになります。その、ひとつの動機になりました。

留学したアメリカでも真実をめぐりボスと衝突

そして、1979（昭和54）年にアメリカ留学。これは転機でした。

場所はニューメキシコ州の高地、ロスアラモスの研究施設。放射線のなかの粒子線の一種で、湯川秀樹《ゆかわひでき》博士ゆかりの、パイ中間子の治療実験をやっていた施設です。読売新聞の後援で、放射線科医を毎年1人、送り出していました。前年は北大から行って、のちに重粒子医科学センター長になった辻井博彦《つじいひろひこ》さんでした。

留学の条件は、前に紹介したアメリカの医師資格の代わりになる臨床研修資格（ＥＣＦ

MG)。これを持っている放射線科医は当時、全国で数人しかいなかったので、片っぱしから声をかけたようです。

僕は「勉強になるからECFMGの試験を受けよう。どうせならいい成績で受かろう」と猛勉強して、「エクサレント(最優秀)」の評価で合格していました。

僕のワイフは病理医をしていて休職は難しいし、すでに授かっていた2人の娘は、かわいい盛り。僕は迷いつつも、チャンスは二度ないと思い、「単身留学したい」とワイフに切り出しました。彼女は少し考えたあと、「したいようにして」と言ってくれました。

ロスアラモスに行くと「お、エクサレントが来たか」と、喜んで迎えてくれました。

ここでも僕は傍若無人。たとえば、パイ中間子を腫瘍にピンポイント照射する「深さ」を決める装置を、まず患者各自につくります。しかし、患者さんを寝かせてお腹の厚みを測ったら、日によって変動幅が数cmもありました。お腹の厚みは、腸内の大便量などで大きく変わるのです。

「これじゃ正確に照射できない。大発見だ」と思い、勝手に論文にして医学誌に投稿しました。結局ボツになりましたが、ボスは冷淡になった感じもしました。身内の反乱みたいな投稿内容だったからでしょう。パイ中間子の殺細胞効果にも、日に日に疑問がふくらみました。

案の定、治療成績はふるわず「これはだめだ」と思いました。アメリカ政府が大金を投じているので役人がときどき視察に来たのですが、上司に用があって僕が接待役になったとき、「原理的な問題があり、うまくいっていません」と、ありのままを伝えました。

アメリカにおける余命宣告のリアル

パイ中間子を使う照射実験には幻滅しましたが、この留学で得た発見はとても多かった。

スタンフォード大学の教授がロスアラモスに研究に来ていて、僕はよく質問しました。

「マル（教授の愛称）、アメリカではなぜ患者さんに、病名を知らせるようになったの？」

「マコト、訴訟のこともあるけど、患者さんが自分の病気や治療について、よく知りたいと思うようになったことが大きいんだ。実験的な研究をするには、同意書も必要だし」

「自分はがんだと知って、患者さんが自殺したりすることは？」

「少し前まではアメリカでも、がん患者には真実を話さなかった。不安になって絶望するからと。でも、真実を知らせても自殺は増えなかった。人間ってけっこう強いものだね」

「マル、アメリカではあまり抗がん剤を使わないようだね。日本では、頭頸部《とうけいぶ》がんや子宮がんにも、さかんに抗がん剤を使っているんだけど、どう思う？」

「マコト、僕の知る限り、そういう臓器のがんに抗がん剤は意味がない。胃がん、肝臓がん、大腸がん、前立腺がんなども、治す効果も延命効果も証明されていないはずだ」

「そういうがんでも、抗がん剤を使えば、小さくなることはあるよね」

「腫瘍が小さくなっても、副作用で命が縮むこともあるから、延命効果は認められていない。だから、そういうがんには治療としては抗がん剤は使わない。実験としてなら使うが」

そうか。日本でさまざまな臓器のがんに、抗がん剤が広く使われているのも実験なのか。しかし比較するグループもなく、無計画にやっている。結論を出せない人体実験では？

こうして僕のなかで、余命宣告や、抗がん剤治療の問題点が、次第に整理されていきました。休日もずっと医学書を読み、英語上達のためにテレビをつけていました。ニュース番組で、乳房温存療法がアメリカ国内で行われるようになったことを知りました。

医療施設めぐりも収穫でした。世界最大のがん専門病院「M・D・アンダーソン病院」では、舌がん、喉頭《こうとう》がん、肺がん、食道がん、膵《すい》がん、前立腺がん、子宮頸がんなどへの放射線治療の取り組みを見学。ハーバード大学関連の放射線治療部門の集合体「ジョイント・センター」では、乳房温存療法の手術後の、再発を減らす目的の放射線治療を見学しました。また、スタンフォード大学では、悪性リンパ腫を専門とする放射線治療医の教えを受けました。

姉に行った日本初の乳房温存療法

1980（昭和55）年にアメリカから帰国すると、僕は猛然と日本のがん治療の改革に取り組みました。放射線治療医の枠を大きく飛び越え、さまざまな治療法を導入しました。

同年、まず全国的に完全タブーだった「患者本人へのがん告知」を、日本で最初に始めました。きちんとした治療や看取りをするため、進行がんでも末期がんでも隠さずに。すると、疑心暗鬼だった患者さんたちが例外なく明るくなり、治療にも協力的になりました。

次に、同じくタブーだった「モルヒネ」を、がん性疼痛《とうつう》を抑えるために使い始めました。痛みがやわらぐと食欲が出て安眠できるので、患者さんの生活の質（QOL）は上がり、延命にもつながります。放射線病棟には、笑い声も上がるようになりました。

1981（昭和56）年、血液のがん「悪性リンパ腫」の抗がん剤治療「CHOP（チョップ）療法」を、正式に日本に導入。治療成績を大幅に改善しました。これは現在、悪性リンパ腫の代表的な治療法です。抗がん剤で治る小児がんや精巣腫瘍も治療してきました。

そして、日本の乳がん患者がみんな乳房を切り取られている状況に憤りを感じ、温存療法を全国に広めようと一念発起しました。

1983（昭和58）年、僕は慶應大学病院放射線治療科の病棟医長、そして専任講師になりました。

姉が乳がんになって、相談に来たのもこの年でした。論文を見せて「欧米ではなるべく乳房を残す方法が主流になっている。生存率は切除と変わらない」と説明しました。

「姉貴はどっちにする？」

「まこちゃん（僕が実家で呼ばれていた愛称）なら？」

三十男に「まこちゃん」はないだろう。まいったな。「僕ならこっちにする」と言ったら、誘導したことになる。でも、相手から聞かれて答える分には許されるか……。

「僕なら温存療法にしようと思っている」

「わかった。私、それにするわ」

あとで聞いたら、僕の言う通りにするつもりでいたから、説明は聞いていなかったそうです。やれやれ。ともあれ姉は乳房温存療法の日本第一号患者になり、いまも元気です。

しかし、一般には広がらなかった。僕が行った温存療法の治療成績を、『癌の臨床』などの医学雑誌に発表しても、外科医も医学界も動かない。「一緒に温存療法をやりませんか」と慶應の外科乳腺班のリーダーに提案してみましたが、「フン」という感じでそっぽを向かれました。

そのあいだに、乳房を切り取られる女性は増える一方です。

「これ、どうなっているんだ。医者を相手にしていてもダメだ。世の女性たちに、おっぱいを切らずに済む方法があることを直接、広く訴えていくしかない」

手始めに、女性週刊誌や月刊誌の編集部に、資料を送り始めました。乳房温存手術跡の写真や、患者さんの経過、全摘と温存の成績グラフ、世界の論文の要約などです。

まず、各女性週刊誌が温存療法を取り上げてくれました。記事は反響を呼び、月刊誌や全国紙にも紹介記事が増えていきました。

病院内で受けたあり得ない嫌がらせ

僕をあと押しするものはある意味、情念です。

たとえば、乳房を切り取られて後悔している患者さんたちの情念が、僕の心のなかにたまっていく。それから「医師として科学者として、間違っていることは容認できない」という自分自身の気持ち。両方の情念がたまっていきました。ダムに水をため込むみたいに。

決定的なターニングポイントは１９８７（昭和62）年、慶應大学病院の外科に僕の患者が取り込まれたこと。

ある乳がん患者さんが新聞記事で温存療法を知り、僕を訪ねてきたのに、慶應の受付で外科に回されて入院させられた。僕に会いたいと何回言っても無視され、切除手術される寸前でした。本人は「温存は無理だと、近藤先生が判断したんだ」と思っていたそうです。見習い看護師から偶然、その話を聞いて「えっ、なんだそれ⁉」。患者さんをギリギリセーフでほかの病院に移して、乳房温存手術を受けてもらうことができました。

これは氷山の一角でしょう。「僕のところに来たはずの患者さんが、勝手に外科に回され、乳房を切られちゃったケースが、ほかにもいっぱいあるんだろう」と思いました。

もう、怒りがぐつぐつ、ぐつぐつ……。

そこまでする外科医って、医者って何なのか。患者本人が、僕に会いたがっているのに、その意思を踏みにじって「おっぱい切っちゃうぞ」。どうして、そんなことができるのか。

そこは、いまでもわからない。外科医が切除手術を信じていたのか。悪意があったのか。自分のほうが医学的に正しいと信じていても、患者が「あの先生の意見を聞いてほしい」「診察を受けたい」と言っているのを拒否するのは、医師法にも違反する行為です。

でも「これは犯罪だ」と思っても、罰する直接刑法がありません。患者をだまして乳房を取っても罪にならず、お金を取ると刑法的に罰せられる。世のなか、本当におかしい。

「これから外科と一戦交えてくる」

翌1988（昭和63）年、たまった情念と怒りが決壊するときがきました。

月刊『文藝春秋』の編集者から「乳がん治療について書いてほしい」と、依頼がありました。最初の著書『がん最前線に異状あり』（廣済堂出版）が出たばかりで、「乳房温存療法の勧め」「抗がん剤、手術で命が縮むことも多い」「無治療も治療のひとつ」など、のちの「がん放置療法」につながる提案をしていました。

文藝春秋は当時、立花隆《たちばなたかし》さんが田中角栄金脈を暴いて内閣総辞職に追い込むなど、圧倒的な社会的影響力と部数100万部を誇り、情報公開するのにこれ以上の媒体はなかった。

僕は慶應、東大を名指しして、「乳がんは切らずに治る──治癒率は同じなのに、勝手に乳房を切り取るのは、外科医の犯罪行為ではないか」という論文を書きあげました。

冒頭で「日本では慶大・東大をはじめどこの大学病院の外科でも、乳房を切ってしまうのです」と書きました。いま振り返って、僕がこの40年執筆してきたあらゆる著作のなかで最も悩んだのが、この「慶大」の二文字を入れるかどうかでした。入れなければ、僕のところに来た患者はこれからもずっと、外科に取り込まれる。しかし、この論文が世に出たら、慶應病院も医学界も敵に回すことになります。

すると、もう出世は無理。僕は同級生のなかで最初に専任講師になり、「教授になるのも近藤がいちばん早いだろう」と言われていて、悪い気はしませんでした。

しかし仮に教授になっても、この性格では周りの教授と衝突して、若い部下たちに迷惑をかけそうです。部下を守るため、言いたいことも言えなくなったら大変。オリに閉じ込められるのと一緒だ。万年講師のほうが、自由に情報を発信していけそうだと思いました。

また、他科からの紹介患者がいなくなることも確実でした。しかし、文春を読んだ患者さんが直接、僕の外来を訪ねてくれるだろう。外来患者がいる限り、肩身は狭くならない。

ここまでは乗り切れそうでした。第3の、そして最大の障害は「孤独」の問題。院内で村八分になっても孤独に耐えていけるものか、最初は自信がなかった。

でも自分の「生きる意味」を考えたとき、患者さんたちの顔が浮かんできました。僕と出会えてよかったと言ってくれる人もいる。亡くなった患者さんたちも、心のなかで生きている。これから何が起きても、患者さんとのつながりを支えに、やっていけるのではないかと思いました。

それよりなにより、僕は、ひとりでも多くの女性に温存療法のことを伝えて、切り取られるおっぱいを救いたかった。

「やる」と腹をくくりました。

誰にも相談しないで決めて、家族には伝えました。ワイフと16歳、12歳の娘に「これから外科と一戦交えてくる。うちは貧乏になるかもしれないけど、覚悟してくれ」と。

頂点に立つ教授の「謝罪の要求」を拒否

『文藝春秋』の発売日——。

上司のH教授が僕の研究室に駆け込んできました。

「A教授が怒っている。犯罪行為とは何だ。日本外科学会長として、謝罪を要求すると」

A教授は、日本で乳腺外科医たちの頂点に立つ人物。外科領域全体でも、権威中の権威でした。「謝罪文を書け」と迫られましたが、僕が「書くとしたら『やはり、犯罪行為だと思っている』と書きますよ」と言うと、H教授は憮然《ぶぜん》として出ていきました。

院内孤立、確定です。中庭の新緑がキラキラ光るのを窓から眺めながら「医者になったとき、特別な目標はなかった。なのに、こうなったのは運命か。思えば、初めて配属された放射線科病棟には、当時のがん治療の問題点がぜんぶ集約されていた。あの病棟が、今日につながる原点だったのか」と、思い返していました。

予想通り、その日からパタリと、他科からの患者の紹介はなくなりました。院内で医者とすれ違うとみんなに目をそらされる。僕の姿に気づくと必ず駆け出して、横をすり抜けていく医者もいました。

文春論文は院外でも波紋を呼び、「乳がんの外科医たちが猛反発している」と、医者仲間やマスコミ関係者が教えてくれました。ただ、僕に直接、論争を挑む医師はいなかった。

想定外だったのは、僕の外来が大にぎわいになったこと。わかりやすかったのでしょう。成績は同じで、乳房は残るのですから。僕の外来にみえて、温存療法を選んだ患者さんは3000人以上。日本の乳がん患者の1%、2000人前後を診た年もあります。

手術は、同級生が別の病院で一手に引き受けてくれたので助かりました。彼は米国外科専門医の資格を持ち、「温存手術は、アメリカでけっこうやってきたよ」と、キャリアもありました。前述した、僕の姉が乳がんになって温存療法を希望したときに手術を頼み、その後の温存手術は、すべて任せていました。

干されたからこそたどりついた「がんの独自理論」

院内自爆に近いことを、僕はやらかしたわけですから「よく定年まで慶應病院をクビになりませんでしたね」と、驚かれます。

いまと違うのは、いったん雇われたら定年まで永久就職だったこと。いまの若い人たちは、かわいそうです。ほとんどが5年とか10年の有期任用で、契約更改があるから逆らえない。そのあいだに、なんとしても業績を出さなければと、研究のインチキも増えるわけです。

学内闘争のとき、若い医者たちのなかに数人、旧体制の教授たちに盾ついた者がいました。でも、直接反抗しただけでは、クビにされなかった。ただ大学は、虎視眈々《こしたんたん》とチャンスを狙っていたらしく、あるリーダーは「救急外来で患者を診たとき、酒臭かった」という理由で、懲戒処分の名目でクビになりましたが。

「そうか。学問の自由があるから、スキャンダルを起こさなければ辞めさせられないんだ。僕は医師であり、教職員、研究者でもあるから、大丈夫そうだ」と思いました。

外来に患者さんが集まったことも、心強い防波堤でした。

外来以外は病棟医長から下ろされて回診がなくなり、会議にも呼ばれなくなって、時間がたっぷりできました。それで勉強の範囲を、がん以外にも広げることができた。

もともと、なんでも知っている医者になるのが目標でした。僕を頼ってきてくれる患者さんについても、すべての面倒を見たかった。血圧や尿酸値の相談をされて「内科で聞いてください」というのは癪《しゃく》だから、ある程度は答えられるようになろうと思っていました。

執筆活動にも没頭しました。いままであいまいに考えていた部分を検証し直し、事実だけを整理して、がん治療も生活習慣病の治療も全般的に見直すことができた。そこから、「がんもどき理論」や「早期発見・早期治療に意味なし」などの理論に到達できました。

医療ワールドの常識に一石を投じるとき、開業医より慶應大学病院の医師の肩書のほうがはるかに信頼性が高く、耳を傾けてもらえます。だから僕は、慶應にとどまりたかった。

H教授からは何回か「君は組織を乱すから、都内の別の病院に出向してほしい」と打診されましたが、僕はそのつど「お断りします。私は慶應に居続けます」と答えました。

東京女子医大のがんセンター長、林和彦《はやしかずひこ》医師と『がんは治療か、放置か　究極対決』(毎日新聞出版、2016年)で対談したときのこと。事前に編集部に手渡された林さんの質問項目のなかに、「近藤先生は、なぜ標準治療や医学会に盾つくのか。たいていの医師は『教授になれなかった腹いせだろう』と言っている」という質問があったそうです。

珍問です。順番が逆になっている。僕は医療ワールドの問題点を指摘するために、自分から道を断ったのに。

要するに、医者たちは僕のことを理解できないのだと思いました。教授になることこそ善で、最高の目的。そういう医者が多いですから。

僕の最高の目的は、そこではなかった。「いい点を取って将来を有利に」という魂胆《こんたん》なら、医学部6年生のとき実習にあまり出なかったような墓穴を掘るようなことはしません。

ついでに言えば、医者たちは「近藤はなんで学会に出てこないんだ」という批判もよくしています。もちろん、お声がかかったら出て行きます。

実は過去に何回も出て行って、専門家と壇上で対談もしました。すると向こうはまっ青になって、押し黙ってしまうのです。日本腫瘍学会の総会に招待されて、抗がん剤の毒性について話したときも、会場がシーンとしてしまった。

それで「二度と呼ぶな」というお触れが回ったのか、いつしか声がかからなくなった。だから「なんで出てこないの」という批判は、歴史を知らないと言うべきです。

典型的な反論、典型的な逃げ

教授といえば某大学病院腫瘍内科のK教授。彼は「近藤本に騙されるな」「近藤本への科学的反論」というサブタイトルの2冊の本を出版しています。

発端は、彼が国立がん研究センターにいた時代。２０１０（平成12）年、僕は『文藝春秋』に「抗がん剤は効かない」という論文を載せて、読者の反響がとても大きかった。すると、『週刊文春』に「いや、抗がん剤は効きます」というKさんの記事が載ったのです。

次の号で僕が5ページもらって、コテンパンにやっつけたところで編集者が文藝春秋に異動になり、「Kさんが対談したいと言ってきています」。

「よほど自信があるんだろう。これはかなり気力・体力を使うぞ」と思いつつ引き受けました。もちろん完璧に準備しました。ところが3カ月の準備期間を経て「近藤さんの本を読んだら準備不足だとわかった」と、直前キャンセルしてきた。敵前逃亡です。

なのに、2冊も批判本を出版したから僕はあきれはてて、「準備が整ったようですね」と、編集部を通じて対談を申し入れた。でも、彼は再び逃げました。

こんな人が教授をやっている病院で、医師たちは忠実な配下として、「この抗がん剤は効きますよ」などと、患者に勧めているわけです。

腫瘍内科は、がんの薬物療法科です。Kさんはシンポジウムでも「姉が乳がんの抗がん剤治療で苦しんで死んだ。自分も乳がんになったが、抗がん剤は断り穏やかに逝《い》きたい」

という質問者にまで、「いまはいいおクスリがありますよ。つらければ一時休薬して、また別のおクスリを」などと、抗がん剤を猛プッシュしている。そう患者さんに聞きました。

また乳がん検診についても、新聞の取材に「50~60代はマンモグラフィを受けたほうが、死亡率が下がることが科学的に示されています」と答えている。どれほど古い知識でものを言っているのか。科学的に示すことに失敗したから、スイスは2014（平成26）年、マンモグラフィ検診の廃止を勧告したのです。

大学教授になると、不自由になるのです。教授会で毎月、顔を合わせる先輩たちに「君、あんなこと書いちゃダメじゃないの」「君の科は、できたばっかりだよね。患者さんいないんだろう」などと言われる。すると「あ、ごきげんを損ねると、患者さんを回してもらえなくなりそうだ」。そんな、さまざまな忖度《そんたく》に縛られるのです。

Kさんも、大学に移る前は胃がん検診を「根拠ないんですよ」と言っていたのに、大学教授になったら突然、推進し始めたり、なりふりかまっていられないようです。

「がんを治療したくない」という患者の声

慶應病院時代の話に戻ります。1990年代になると僕の外来には、著作などを読んで「がんを治療せず、様子を見てみたい」という患者さんが、みえるようになりました。

僕自身も、「がんの診断」「手術」「抗がん剤」「術後のフォローアップ」、それぞれに対して「こんなの必要なのか。患者に強いていいものなのか」と強く思っていました。また「ほっといても進行しない、命を奪わないがんがある」ことを、理論上だけではなく、この目で確かめたい気持ちもあった。それで放置希望の患者さんを受け入れて、その数が増えていきました。

2013（平成25）年に退職するまで20年にわたり、乳がん、胃がん、肺がん、食道がん、膀胱《ぼうこう》がん、前立腺がんなど、150人以上のがん放置患者さんの経過を定期的に診ました。

慶應病院のなかに「がん放置患者のデータを見たい」という医者はいなかったけれども、診療の見学にくる医者は、ときどきいました。

始まりは1992（平成4）年にみえた乳がん患者さん。1990（平成2）年、別の病院で、乳腺に白い砂がバラまかれたような「微小石灰化」が見つかり、病理検査のあと「がんの芽がある。乳房ごと全摘手術を」と言われたのを断ったそうです。僕の本を読んで、慶應病院にみえました。

ご希望なら乳房温存手術を手配するつもりでした。しかし本人が「切りたくない」と言うので、半年ごとにマンモグラフィ検査だけ続けました。まったく異常なく、がん告知から23年後もお元気でした。

大事なのは慶應大学のなかで、がん放置患者の経過を診てきたということ。病理検査、診断、経過観察、すべてのデータがコンピュータのなかに残っている。慶應病院のスタッフも見ている。証拠がそろっています。だから、「インチキがある」という批判がいっさい出ないのです。

乳がんは放置療法が、とくに向いています。しこりが巨大になり皮膚を破ってきても食事、呼吸、解毒、排せつなどの機能は守られ、がんは毒を出すわけではないので死ぬ心配がないからです。

一方、たとえ「がんもどき」でも、治療すると手術の合併症や後遺症、抗がん剤の毒性で死ぬことがあります。もしも「本物のがん」だったら、血管にメスが入ると、血液に浮遊しているがん細胞が流出して傷口などに取りつき、急激に増殖する。すると、ひそんでいた転移が暴れ出しやすいのです。

僕は、乳がんのしこりが皮膚に浸潤《しんじゅん》したり、破ってきても放置を選んだ患者を、数百人診てきました。皮膚を破るような乳がんは8～9割「本物」。でも、放置した患者さんたちの大半は、にじみ出す膿《うみ》と血をワセリンとガーゼでケアしながら、10年も20年も元気でした。その経験から、「乳がんはなるべく放置。治療するなら最小限」がベストだと考えています。

胃がんの切除手術は、どんな場合も僕は勧めません。肺がんの手術や抗がん剤治療は、死を招きやすいので緩和ケアが望ましい。食道がん、前立腺がん、子宮頸がん、舌がん、頭頸部がん、進行した膀胱がんは、切るより放射線治療のほうが、体を痛めません。

肝がん、胆道・胆管がんは、切るよりもラジオ波・マイクロ波焼灼術のほうが、ずっとラクで生存率も高い。大腸がんは、ステント（拡張筒）でやりすごせる場合も多いです。

がんは、自分自身の正常細胞の遺伝子が突然変異して生まれる〝身内〟です。がんと闘うことは、自分を攻撃するのと同じ。ですから、むやみに闘わないことです。

「この若造。踏みつぶしてやる」

1996（平成8）年刊行の『患者よ、がんと闘うな』（文春文庫）で、僕は、①日本の外科医は切りすぎだ。②抗がん剤の9割は無効なのに、ムダに使いすぎている。③がん検診は百害あって一利なし。④がんは、転移して命を奪う本物のがんと、放置しても転移せず良性腫瘍と同じ「がんもどき」に分かれる。以上を軸に、日本のがん治療の問題点を指摘しました。

この本は50万部のベストセラーになって、がん治療ワールドから大ブーイングが起きました。僕はまだ40代で、権威たちは当然「この若造。踏みつぶしてやる」ってことになる。医学新聞『メディカルトリビューン』で、国立がんセンター（2010年より国立がん研究センターに改称）の名誉院長を始め、12人の専門医たちとがん論争をしました。しかし、専門医たちの反論には科学的根拠がなかったので、僕からの返り討ちにあって沈黙。反論があった時期は1年と少しでした。

たとえば「乳がんの10％は誤診。そこから推計すると、日本全体で年間2000人が誤診で乳房を失っている」と書いたら、胃がんが専門の大学教授が「そんなことはない」と言ってきて論争になった。しかし、乳がんの病理医たちは事の重大さに気づき、誤診を減らす研修会をやるようになりました。

その研修会に胃がんの教授が出てきて「乳がんでは誤診が多いことがわかりました」と、非を認めたそうです。『「がんと闘うな」論争集 患者・医者関係を見直すために』（日本アクセル・シュプリンガー出版、1997年）に、12人とのがん論争が載っています。『患者よ、がんと闘うな』で書いた「がんもどき理論」の変更点は、いまもまったくありません。ここまで書くからにはと、論文に載っている症例や分析データも読みこんで、しっかり考察したので。

外来ではいろいろながんの患者、あらゆる症状の相談を受けます。また僕は、がん医療界のなかで孤立しているのに発言を求められ、自分から発言したいこともある。

そのすべてを貫く理論を身につけたい、という問題意識が、僕のなかに立ちました。するとと完璧な理屈とデータが必要です。自分のなかですべてクリアにして「がんもどき理論」に到達し、これで全部説明できると思って発言を始めました。

なぜ、がんが小さいときに切っても、すぐにバーッと転移が出てくることがあるのか。前立腺がんや乳がんを、以前の何倍も「早期発見・早期治療」しても、がん死は減らないのか。

　がんにまつわるあらゆる現象を、この理論で非常にシンプルに矛盾なく説明できます。

がん論争に負けたことがない理由

　これも性格なのか、僕は楽しい思い出は、全然思い出しません。夢に見るのも、冷や汗をかいたり、失敗して真っ青になっているシーンばかり。「ああ、試験に落ちちゃう」とか。マンドリンクラブの舞台でギターの独奏をしているとき、突然弦が切れて、あせってその場でチューニングしたら調律をミスして、演奏がめちゃくちゃとか。

　しかし、がん論争に関しては、イヤなことをまったく思い出さない。負けたことがないから。失敗した思い出がないというか。枕を高くして眠れます。自分の専門分野で負けていたら、それこそ毎晩、悪い夢を見てうなされていたと思います。

　がん論争でも僕は、パーフェクト主義を貫いてきました。100の論点があって、ひとつでも穴があると、そこを攻められて答に窮する。すると鬼の首を取ったように「残りの99も全部だめだ」と決めつける論者がいます。

向こうに無理があるから、そんな攻撃しかできないんです。でも、しっかり備えはしておかないと、「あなたの言い分は、ここに無理がありますよ」と反撃できない。だから僕は常に、すべての論点について、あらゆる場面を想定して再反論を考えておきます。

理論的な根幹で間違っていることは、ほぼない。ここは自信があります。

理屈というか、科学的に絶対に間違っているものに対して、それを容認することは、僕にはできない。できる人も大勢いますが。

俗っぽく言えば「正義感」。まあ、性格なんでしょう。

明らかな間違いを容認した結果、恐ろしいのは、思想や理念の対立と違って現実に治療が行われて、人が死ぬのです。

批判されるべきは「患者の臓器を取ってしまう行為」「抗がん剤という毒薬を投与する行為」です。延命効果は証明されていない。後遺症や副作用で命を縮めるのは確実です。

また「抗がん剤が最も効く」とされてきた乳がんでさえ、世界中で何億人かが治療してきて結局、２０１６（平成28）年の比較試験で「抗がん剤で生存率は上がらない」ことが確定。ところが、現場ではいまも、じゃんじゃん使われています。

女性が男性より平均寿命が長いのは、体が丈夫な人が多く、抗がん剤の毒性にも強い。それで、これが効かなければ今度はあれと、次から次に10種類もの抗がん剤による「乗り換え治療」が延々と行われることも、珍しくありません。

ほかの固形がんについては、何十年も前から抗がん剤はダメだとわかっているのに、やっぱり延々と使われている。

僕を批判する医者たちは、命にかかわる危険な行為を正当化していることになります。「この治療をやったら寿命が延びます」と、本当は積極的な形で証明しなきゃいけない。その証明ができないから、僕を批判するしかないのです。

ナゾ多き「転移」の真実とは

ここでナゾ多き「転移」にも少し触れます。

がんが大きいのに転移がない場合は、ほぼ「がんもどき」。患者さんによく「乳がんを3年、5年と放置して大きくなっているのに、脇の下のリンパ節に転移がない。これは、小さい乳がんより平均して生存率が高いんです。本物のがんの場合、2年以内に転移が出てくることが多いから」と説明します。

それから「がんが血流に乗って全身に転移する」現象。がん患者の血管のなかには常に、がん細胞が100万個ぐらいあるようだと言われています。その大部分は死んでいますが、また補充される。そして転移能力があれば、臓器に取りついて大きくなる。

血管内のがんは物理的な力に弱く、毛細血管に入り込んで死ぬことが多い。生き残ったがん細胞は臓器側の血管にとりつき、鍵と鍵穴のような関係で、血管に引っかかる必要があります。臓器内にもぐり込むための酵素を出すことも必要。どの能力が欠けても、転移には至りません。

外科医たちは、昔から「お腹をあけて、がんが空気にふれると怒りだす、がんが暴れる」と、仲間内で言い交わしてきました。これは実は空気のせいではなく、手術をしたから暴れるのですが。

転移がワッと出てくるのは、手術のあとが多い。切ると今まで見えなかった臓器転移が急に増大したり、新たな転移が無数に出てくることがあります。腹膜転移が典型的です。ひそんでいた転移や、正常組織の抵抗力で抑えられていた転移が暴れだすのです。

例を挙げましょう。世界で最も権威ある医学雑誌に1950（昭和25）年に載った、大腸がんのケースです（N Engl J Med 1950:242:167）。

59歳の男性が、2年以上下痢《げり》が続いたので受診し、検査で大腸がんと診断されました。手術すると大きな大腸がんがあり、切除手術をしました。そのとき肝臓に異常はなかったのに、手術後10週間で、肝臓への転移のため死去。

解剖すると、肝臓は4700gもあったそうです。体重が仮に70kgだとすると、正常な肝臓は1400g程度、転移のため重量が3倍以上に増加したことになります。

僕の外来に何度かみえた40代の女性患者さんは、25㎝の卵巣がんを抱えて5年、子育てと仕事を元気に両立されていました。大学病院で卵巣・子宮全摘と抗がん剤治療を勧められたのを断って週2回、腹水だけを抜いて、普通に生活していました。

ところが、がんの診断から5年目に、医者に強く勧められたのか、手術をされたのです。すると2週間で亡き人に。手術による「本物のがん」の暴れ方は激烈なのです。

私の近藤誠論 1

「近藤理論」と医療界の不都合な真実

和田秀樹
（わだ・ひでき）

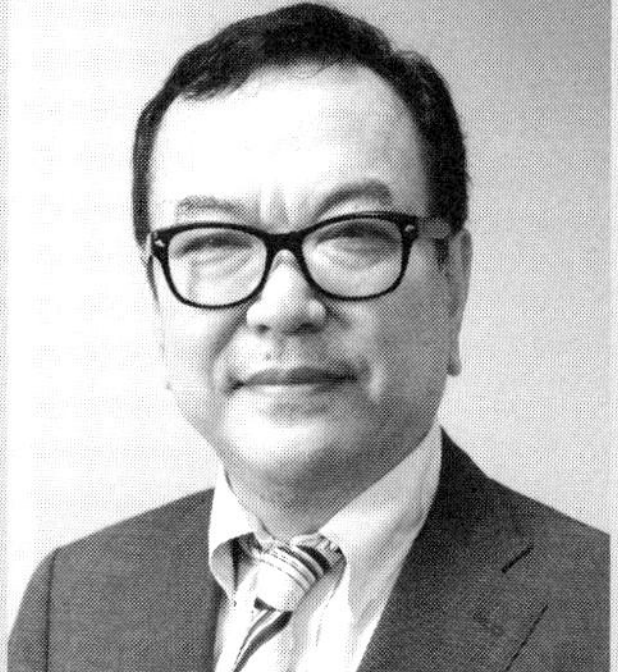

1960年、大阪府生まれ。東京大学医学部卒業。精神科医。東京大学医学部附属病院精神神経科助手、米国カール・メニンガー精神医学校国際フェローを経て、現在、ルネクリニック東京院院長。高齢者専門の精神科医として、30年以上にわたって高齢者医療の現場に携わっている。近藤誠との共著『コロナのウソとワクチンの真実』（ビジネス社）、『やってはいけない健康診断』（SB新書）のほか、『80歳の壁』（幻冬舎新書）など著書多数。

最期まで貫き続けた自分らしさ

尊敬する近藤誠先生が亡くなりました。電車のなかで気分が悪くなり、タクシーに乗り換えたときには心肺停止だったそうです。まさに突然死で、死因は虚血性心不全と聞きました。

私は、近藤先生との共著を準備中だったこともあり、編集者から訃報を伝えられた際、あまりのショックで言葉が出ませんでした。

近藤先生の業績は、膨大な文献を読み、エビデンスに基づいた医学提言を続けたこと、がんの乳房温存療法を日本に伝え、独自の理論で切りすぎ、化学療法の使いすぎというがんの標準治療に一石を投じたことです。

多くの人は、がんを早期発見して切除すれば、転移を防げると考えています。この世間の常識に、真っ向から異を唱えました。

がんには、転移するがんと転移しないがん「がんもどき」の2種類がある。転移するがんは、早期発見で見つかっても、最初のがん細胞が見つかるほどの大きさになるまでに、ほかのさまざまな臓器に転移しているので手遅れ。一方、転移しない「がんもどき」は、放置しても大丈夫という、「近藤理論」と呼ばれる「がん放置療法」を確立しました。

私とは、『やってはいけない健康診断』（SB新書、2018年）、『コロナのウソとワクチンの真実』（ビジネス社、2021年）という2冊の共著を出しています。

これらの本や雑誌の対談などで、近藤先生と私は、がん検診などの健康診断が無効であるどころか、かえって命を縮める結果につながっていること、正常値や基準値への「信仰」がクスリ漬けの過剰な医療介入を生んでいることなど、さまざまな日本の医療界の不都合な真実を語り合ってきました。

近藤先生はマニアックなぐらい、世界中の論文やデータを読み漁っていました。「データ偏重主義だ」と言われることもありましたが、学問的真実を絶対に譲らず、妥協をしなかった人でした。立派な人だったと思います。人間はウソをつくけれども、正しい手順を踏んだデータはウソをつきません。

近藤先生は、臨床が業績にならない現状や、さまざまな大学病院の問題点も訴えました。いまでも「近藤理論」は、医学界で〝キワモノ〟のように扱われていますが、海外の一流医学誌のデータにきちんと基づいて主張しているわけですから、遠巻きに批判し続けた医者たちは、近藤先生ともっと学問的な議論をすべきだったでしょう。

また長年、慶應大学病院に勤務され、慶應大学では、定年まで講師の肩書のままでした。そのことも、権威におもねらない近藤先生らしい矜持《きょうじ》の表れだと思います。

大学病院で教授の肩書を誇示し、「患者に多少のウソをついても、教授の言うことは、みんな信じるから大丈夫」などと過信している傲慢な医者とは、真逆な人でした。

ただし、実は近藤先生と私の意見が違う点がひとつだけありました。健康診断のうち、私は心臓ドックだけは役に立つと思っているのに対し、近藤先生はそれさえも必要ないと言っていたのです。

そうした近藤先生ご自身が心不全で亡くなってしまった。心臓ドックを受けて冠動脈狭窄《かんどうみゃくきょうさく》が起きていないかチェックしていたら、もしかすると病気を防げたかもしれません。

しかし、日頃、健康診断はムダだと言っていたお方です。予防的に手術でステントを入れたり、血液をサラサラにするクスリを飲むとはとても思えない。仮に冠動脈の狭窄がわかっていたとしても、「天命だよ」と言われたような気がします。

近藤先生の遺作となったのは、『どうせ死ぬなら自宅がいい』（エクスナレッジ、2022年）というタイトルの本でした。「在宅死ではなかったのは皮肉だ」と思われるかもしれませんが、それでも苦しまずに自然に亡くなったのは、まさしく近藤先生らしい逝《い》き方でした。

乳房温存療法から始まった医学界との闘い

近藤先生は、前述のがんもどき理論をはじめ、「近藤理論」と称される独自のがん理論を打ち立てました。そもそも、近藤先生が医学界からパージされたきっかけは、1988（昭和63）年に、当時、欧米で一般的となっていた乳がんの「乳房温存療法」を月刊『文藝春秋』で紹介したことです。

当時の日本では、筋肉ごと乳房を切り取ってしまうハルステッド術が、まだ行われていて、乳房をごく狭い範囲でくり抜き、放射線を照射する温存療法は、ほとんど知られていませんでした。

アメリカで最先端のがん治療を目《ま》の当たりにし、乳房温存療法の普及に精力的に取り組んでいた近藤先生は、『文藝春秋』誌上で、「温存療法を知らせずに、治癒率は同じなのに、勝手に切るのは、犯罪行為ではないか」と書いたのです。そのため、メンツを潰された外科の医者たちの逆鱗《げきりん》に触れてしまいました。

それから18年後の2005（平成17）年、乳房温存療法は早期乳がんの標準治療になりました。なぜかといえば、乳房の全摘出《ぜんてきしゅつ》を主張していた古株の教授陣が引退したからです。

がんもどき理論に関して言えば、証明のしようがないので、正しいか正しくないかは私にはわかりません。

けれども、乳房温存療法に関しては、術後の5年生存率が旧来の手術と変わらないという、きちんとしたデータ上の裏づけがありました。標準治療になるまでの約20年間、日本の乳がん患者さんは、ムダにおっぱいを取られ続けたわけです。

おっぱいをムダに取られた患者さんたちが、なぜ集団訴訟を起こさなかったのかが不思議でなりません。同様のことが起きると、アメリカでは間違いなく訴訟になります。日本では、医者が訴えられないから、海外の最新の論文を読まず、データも検討しない、不勉強な医者がのさばるのです。

また、近藤先生のがん放置理論を批判する医者の多くは、がんを放置して亡くなった人のデータばかりを取り上げて糾弾《きゅうだん》しています。

近藤先生の理論を批判したいのだったら、がんの治療群と放置群のデータを数千例くらい集めて、死亡率やQOL（クオリティ・オブ・ライフ＝生活の質）は、どちらが低いか、高いかを、きちんと調べるべきなのです、

そのためには、がんの種類や患者の年齢など、さまざまな要素をマッチングさせる必要

があります。そうしたビッグデータは集めづらいでしょうが、だとしても、大規模な比較調査もしないで、一方的に批判するのは間違っています。

長生きしたければ病院に近づくな

私が初めて近藤誠先生とお会いしたのは、いまから20年ほど前、月刊『文藝春秋』2002年10月号の対談でした。「医者のからくり」と銘打った特別企画で、私が選んだ名医の先生方のトップバッターとして登場していただいたのです。

当時、近藤先生は、『成人病の真実』（文藝春秋、2002年）という本を出していました。私は、この『成人病の真実』を読み、がん以外のことでも鋭いことを言っているいい本だ、と大変感銘を受けたのです。近藤先生は当時、がんだけでなく、日本の医療全体の不信へと言論活動のテーマを広げていました。

ちなみに、近藤先生が『患者よ、がんと闘うな』（文藝春秋）を出したのは、1996（平成8）年のこと。抗がん剤は効かない、手術偏重に異議あり、がん検診は有害など、常識を覆す主張で、医学界に大論争を巻き起こしました。

一方、私が医療界のいわゆる「検査値至上主義」の批判を始めたのは、奇《く》しくも近藤先生が『患者よ、がんと闘うな』を出されたのと同じ1996（平成8）年のこと。『老人を殺すな！』（KKロングセラーズ）という本においてでした。

この本で私は、高齢者に関して言えば、血圧や血糖値などは、むしろ高めのほうがいい、間違った検査値至上主義や、いきすぎた専門分化の臓器別診療ではダメだと主張しました。

私は長年、高齢者の医療に携わっています。血圧や血糖値、コレステロールなど、検査の数値に振り回される日本の予防医学的な医療では、医療費がかさむだけで、患者のメリットはないと痛感していました。

そして、『文藝春秋』の最初の対談で近藤先生と私は意気投合し、近藤先生にがん治療でも同様の実態があることや、大学病院に居座る、病気を知らないひどい医者の実情についても教えていただいたのです。

近藤先生は、「病院に行く人ほど、クスリや医療で命を縮めやすい」という信念を持っていました。医者にかかればかかるほど検査が増えて異常が見つかり、クスリを飲んだり、手術をするはめになる。そもそも健康診断で「患者」に仕立て上げるために、きわめて低く設定された基準値自体がおかしい、ということです。医者や患者が、検査値、基準値に振り回される愚かさを指摘してきました。

これには、私もまったく同意見です。健康診断で使われる基準値（血圧140／90㎜Hg、血糖値100㎎／dℓ未満、コレステロール値120～220㎎／dℓ）を信用してはいけません。クスリを売るために、医療業界が結託して基準値を低めに設定しているのです。

長生きするためには、安易に医者には近づかないこと。近づいたせいで不幸になる人は数多くいるのですから。

健康診断を受ける人ほど早死にする

「夕張《ゆうばり》パラドックス」をご存じでしょうか。夕張市が財政破綻《はたん》して市民病院を閉鎖したところ、病気が原因で亡くなる人が減り、老衰が増えたという現象のことです。

市民病院が廃院となったので、市内には19床の診療所だけとなり、無料バスも廃止。多くの人が病院にかかれなくなりました。当然、市民の健康状態は悪化するかと思われましたが、実はほとんどの病気で死亡率が下がったのです。

この事実からもわかるように、少なくとも高齢者にとって、よほど病気がはっきりしていない限り、病院や医者に近づくメリットは少ないと思います。

さらに、こんな話もあります。戦後すぐの日本の平均寿命は、男性50・06歳、女性53・96歳（1947年）と、男女の平均寿命は4歳の違いがありました。それが、いまでは男性81・49歳、女性87・60歳（2022年）と6歳差に広がっています。

健康診断による病気の早期発見、早期治療が推奨され、職場での健康診断が始まったのは、おおよそ1970年代からでした。いま80代の男性は、かつて会社勤めの人だったら、働き盛りのころから健診を受けてきた世代です。

一方、いまの80代の女性は多くが、かつて専業主婦か、もしくはパートでした。高齢になるまで、ほとんどの人が健診を受けていません。

もし健診の効果があるのだったら、男女の差がむしろ広がって6歳もあるのはおかしなことです。つまり、定期的に健診を受け続けてきた結果、かえって女性より男性のほうが寿命が短くなったのではないでしょうか。

近藤先生は、「検診を受ける人ほど早死にする」と断じました。事実、欧米には職場健診も人間ドックも存在しません。

私も日本の健康診断は、うさん臭い「正常値」「基準値」で成り立ち、多くの人がそれらの数値のみを判断材料として病気にされ、効く根拠のないクスリがバンバン出されている現状に対して異議を唱えてきました。常識で考えればわかることです。健診で無理やり病気を見つけても意味はありません。その結果を基にした治療が、かえって体に害を与えているのは、前述の男女の平均寿命の差を見るまでもなく自明の理です。

近藤先生や私が主張することと、医療界の常識なるものと、どちらが正しいのか。実は私もわからないところはあります。また、私たちの考えを信じたくない人は信じなくていいと思います。ただし、私たちを偉そうに批判する肩書だけ立派な医者の先生たちは、きちんとしたデータなど持っていません。ウソというのは、みんなが言うと本当になるということを忘れないでほしいと思います。

数値だけで異常と判断するのは間違い

私自身の健康状態に関して言えば、最高血圧は放っておくと220ぐらいになるし、血糖値は高いときで660もありました。現在は、血圧は160から170、血糖値300、コレステロール値300ぐらいでコントロールしています。

いずれも基準値からかなり高めに外れていますが、まったく気にしていません。この数値でコントロールすると体の調子がいいからです。血圧や血糖値を下げるためのクスリも、極力飲まないようにしています。

日本では、1950（昭和25）年から1980（昭和55）年までの約30年間、脳卒中が死因のトップでした。そのトラウマがいまだにあります。ですから、血圧には大変ナーバスで、多くの医者は患者に対し塩分を控えるよう指導しています。もちろん、患者のなかにも血圧を気にする人はたくさんいます。

たしかに、かつては血圧140〜150くらいで血管が破れました。ただし、これは、血圧の高さだけに原因があったわけではありません。昔の人はきちんとタンパク質をとっていなかったので、血管がボロボロだったのです。

その後、日本人の食生活は変わりました。タンパク質の摂取量が増えて血管も丈夫になり、脳出血は減少します。ところが、医者は一度植えつけられた考えから逃れられません。血圧は基準値の140まで絶対に下げるべきだと、妄信してしまっているのです。

血糖値に関しても同様です。糖尿病で怖いのは、動脈硬化性疾患と網膜《もうまく》症や腎《じん》症などの合併症です。それさえ防げれば、血糖値が高くても問題ありません。

さらに、コレステロール値が高めのほうが長生きする、というデータもあります。コレステロールは免疫細胞の材料です。免疫の機能が低下すれば、がんにもかかりやすくなってしまいます。

コレステロール値を下げすぎると、男性ホルモンが低下して意欲減退を招いたり、うつになりやすい。クスリでコレステロールを下げても、いいことはほとんどありません。

また、厚労省の塩分摂取量のガイドラインは1日6gです。しかし、近藤先生も言われていたように、塩分摂取量は10gから15gが、世界中のデータでいちばん長生きすると証明されています。

結局、血圧にしても血糖値、コレステロール値、塩分摂取量にしても、現在の基準値内だと健康や長生きにつながるというエビデンスがありません。たとえば、「小太りの人のほうが元気で長生き」という現実は、臨床医であれば誰でも気づくこと。そもそも、基準値自体が厳しすぎるのです。

70歳の人と80歳の人では、体の健康状態が違います。年齢別にどれくらいの数値がいいのか、どれぐらいの値でいちばん死亡率が低いのか、大規模調査でデータを取ればいいのに、日本の医学会や厚労省は、何も調べようとしません。結局、近藤先生や私が何を言おうが、基準値は変わらないのです。

現在、日本の65歳以上の高齢者数は、およそ3600万人で、国民の約3割を占めます。これだけ高齢者が増えているのに、年齢補正をまったく考えないのは、どういうことなのでしょうか。

ほとんどの病気はクスリで治らない

近藤先生は、クスリが嫌いな人でした。「がんもどき論争」のころは、20年近く不眠症で、下痢が続く過敏性腸症候群のようなものがあったようですが、それでもクスリは飲まなかったそうです。

近藤先生は、「クスリは毒物だ」と言っていました。すべからく副作用があり、病気を治すどころか、逆に病気を招いたり、悪化させたり、最悪、命を落とす要因にもなる、と。

クスリで治せるのは、胃炎などの急性疾患や細菌感染症ぐらい。その他の病気を治す力はクスリにはなく、「見かけの数値を下げる」「症状をしばらくうやむやにする」程度の効果しかないと断言しています。

たしかに、クスリには何らかの副作用があります。だからといって、私はクスリをすべて否定するわけではありません。体がラクになるのだったら、クスリは飲んだほうがいいと思っています。朝、起き抜けに頭が痛かったり、のどが痛いことがよくあります。そうすると、私はロキソニンなどの鎮痛薬を飲んでいます。

風邪をひいて、熱や鼻水で苦しいときには、がまんするよりもクスリで病状を抑えたほうが気分がよくなるし、食欲も出る。そうすると、免疫が高まって回復も早まります。私が飲むのは、このような痛みや不眠を抑える対症療法薬だけです。

もっとも、そのことを近藤先生に言うと、「そんなことしちゃダメ」とよく叱られていました。もちろん、エビデンスのない血糖値やコレステロールを下げる生活習慣病のクスリは、ひとつも飲んでいません。降圧剤は飲んでいますが、最高血圧を170くらいでコントロールしています。

問題は、高齢者になって複数の病気を抱えたときです。現代の医療は臓器別診療で、循環器なら循環器内科、呼吸器なら呼吸器内科というように細分化されています。

高齢者になると、3つぐらいの科にかかるのが普通です。ところが、各科の医者は、よその科で出しているクスリをほとんど考慮せず、新たなクスリを出してしまいがち。その結果、3つの科から合計10種類ものクスリが出たりすることもあるわけです。

一般的に、5種類以上のクスリを併用すると、副作用が出る確率が急に上がります。こうして、ロングライフでクスリを飲み続けることこそ注意が必要なのです。

私が高齢者に、「血圧や血糖値は、クスリでそんなに下げなくていい」「食べたいものを我慢しなくていい」といったアドバイスをしているのは、これまで高齢者をたくさん診てきて、医者の言いなりになった人が、どれだけ弱ってしまったのかを、よく知っているからです。

近藤先生も、セカンドオピニオン外来において、これまで医者の言いなりになって、ひどい目にあった人をたくさん診てきました。

私も、老人医療の現場で、多くの高齢者を診断し、またご遺体を見てきています。その結果、年をとるということは、「ウィズがん」であり、「ウィズアルツハイマー」であり、「ウィズ動脈硬化」だということがわかりました。

ところが、私が高齢者のがん患者についてそうしたことを言うと、「お前はがんの専門家でもないのに、勝手なことを言うな」などと批判を浴びることがあります。それでは、がんの専門医は、がん患者の老後を、どれだけ診ているのでしょうか。ほとんど診ていないでしょう。

がん患者が、手術や抗がん剤治療したあとどうなるかは、近藤先生や私のように、たくさんの症例を診てきたからこそ言えることなのです。

医者に殺されるのは自己責任

2012（平成24）年に刊行された近藤先生の『医者に殺されない47の心得』（アスコム）は、100万部を超えるベストセラーとなりました。その10年後の2022（令和4）年、私が書いた『80歳の壁』（幻冬舎新書）が年間ベストセラーの総合1位となりました。医療の常識にまつわるウソを暴き始めて30年近くたち、近藤先生や私の主張がようやく受け入れられるようになったと思います。

しかし、まだまだ世間の常識にはなっていません。近藤先生の本は100万部超、私の本はまだ60万部。高齢者が3600万人以上いるのに対して、まだまだ少ないのです。

もともと日本人は権威に弱く、大学病院の教授など、肩書があるヘボ医者にかかりたがる傾向があります。きちんとデータに基づいた正しい治療をする医者にかかることを望む患者さんが、もっと増えてほしいのですが……。

2007（平成9）年から2014（平成16）年にかけて、群馬大学医学部附属病院のある医師によって行われた腹腔鏡や開腹手術で、30人もの患者が相次いで亡くなりました。医療事故として覚えている方もいるかと思います。

未熟な技量の医師が自らの腕を顧みることなく、あえて難度の高い先端手術に挑んでいたとのこと。その背景には、医学部内の激しい権力闘争があったようです。患者のためを思って起きてしまった事件では決してありません。

また2018（平成30）年には、東京医科大学など10大学の医学部で、女性受験者を不利に扱う不正入試問題が発覚しました。裁判にもなりましたが、実は群馬大学医学部でも入試面接で年齢差別をしたという疑惑があります。かつて50代の女性が親を看取ったあと、2年間猛勉強して群馬大学の医学部を受験しました。筆記試験の点数は合格者の平均点（最低点ではありません）を超えていたのに、面接試験で落とされてしまったのです。

真偽のほどはわかりませんが、そのような歳で医学部に入っても、研究などできないということなのでしょう。臨床を重視するならば、介護経験がある人を合格させたほうが、医学界のためになるはず。ところが、群馬大学医学部は、そう考えてはおらず、臨床を軽視しているのは明らかです。

厳しいことを言いますが、医者も医者なら患者も患者です。自分で何も調べません。大学病院で医者の言いなりになる患者は、下手くそな医者の練習台に回されます。医者は、自分の説明を患者は絶対納得すると思い込み、手術に失敗したら「ごめんなさい」で済ませる。

患者も「うちで手術しても亡くなったんだから、ほかの病院に行っていたら、あっという間。もっとひどいことになったと思いますよ」などと、医学部教授に言われたら簡単に納得するわけです。

このように〝肩書教〟の信者となり、大学教授に診てもらった、執刀してもらったなどとありがたがっていたら、医者に殺されるリスクはかなり高くなります。何も考えずに手術に同意し亡くなったとしたら、まさしく自己責任でしょう。

近藤先生も言っていたように、患者の側も、もう少し賢くならなくてはダメだと思います。本来、医者より知的水準が高い人たちがたくさんいるのに、なぜ医者の言うことを無批判に信じてしまうのか。まったく不思議です。

医者に遠慮して得することなど何もありません。いい医者にあたるまでドクターショッピングすればいいのです。

普段は安全運転の高齢者が暴走する真の理由

前述した近藤先生との対談本『コロナのウソとワクチンの真実』でも触れたように、近年、高齢者による車の暴走事故がよく話題になります。２０１９（平成31）年、東京の池袋で高齢者の運転する車が暴走して歩行者を次々とはね、30代の母親とまだ幼い娘が亡くなった痛ましい事故を、ご記憶の方も多いはずです。

ただ、果たしてハンドルを握っていた高齢男性が、普段から暴走族のように運転していたのでしょうか。おそらく、そうではないでしょう。いつもは安全運転だったはずです。そうした人が暴走するのは突如、意識が飛び、もうろうとしていたとしか考えられません。

そもそも高齢者は、意識障害を非常に起こしやすい。高齢者が病院に入院すれば、患者の２、３割の人が意識障害を起こしています。

原因はクスリの飲みすぎです。

意識障害は、いつどこで起きるのかわかりません。病院で起きれば安全でしょう。けれども、誰もいない家のなかや、ましてや運転中に起きたら、どうでしょうか。

道路に急に飛び出してきた子どもを避けきれなかったのであれば、加齢による反射神経の衰えが疑われます。しかし、最近頻発している信号を無視するような暴走は、どう考えても意識障害があったとしか考えられません。そして、そのように意識がもうろうとする理由のひとつとして、低血糖と低ナトリウム血症が挙げられます。

糖尿病患者は、治療の過程でよく低血糖になります。多くの人は、糖尿病は血糖値が上がる病気だと思っていますが、本当はそうではなく血糖値が動く病気です。糖尿病ではない人が、低血糖の発作を起こすことはまずありません。

低血糖発作が起きると、冷や汗をかいたり、頭がぼんやりしてきて意識障害（昏睡）を起こすことがあります。血糖値は動くものであるにもかかわらず、血糖降下薬によって下げる　方だと、低血糖の時間帯が伸びるために、意識障害も起きやすくなるのです。

また、塩分を控えすぎると、低ナトリウム血症が起こります。血中のナトリウム濃度が著しく低下すると、意識レベルの低下やマヒ、昏睡に至ることがあるのです。

さらに、クスリの動態（薬が体内に入ってからの吸収、分布、代謝、排泄などといった過程のこと）を考えずに、医者が睡眠薬や安定剤を飲ませすぎなのも原因のひとつとして考えられます。風邪薬や胃薬の副作用で、せん妄が起こることも結構あるのです。

慢性的にクスリを常用し、なんとなくだるい状態がずっと続いて、どうも調子が悪い人は要注意です。

なぜ、街中でドクターズビルが増えているのか？

いま、「ドクターズビル」が増えていることにお気づきでしょうか。ドクターズビルとは、内科や外科、小児科、耳鼻科、眼科などのクリニックがすべての階に入っているビルのことです。医療モールとも呼ばれます。これも実は、クスリと関係があるのです。

5階建てのビルとすると、1階には院外処方の調剤薬局、2階から5階までの各フロアに4つの診療科が入っています。その診療科のほとんどの患者は、医者から発行された処方せんを持って1階の調剤薬局で薬を購入する。当然、調剤薬局は儲かります。

実は、こうしたドクターズビルを建てるのは、おおむね医薬分業（医師は診察とクスリの処方、薬剤師は調剤と役割分担すること）のおかげで大儲けした院外調剤薬局のオーナーなのです。

これまでは、医者がクスリをたくさん出すと儲かる仕組みになっていました。しかし、いまはクスリを減らしたほうが、減薬加算がついて儲かります。しかも、前述のように医薬分業が進んだため院外処方が中心です。表向きは、医者がクスリをたくさん処方しても、病院、クリニックが儲かるわけではありません。

病院に勤める勤務医は、激務なうえに年収は1000万円を少し超える程度と、案外つつましやかな生活をしています。民間病院での当直はつらく、世間でいうサービス残業ばかり。病院の隣にある調剤薬局のオーナーが、ベンツやフェラーリに乗って贅沢な暮らしをエンジョイしているのを横目に、日々、悔しい思いをしながら診療を続けているのです。

そういう勤務医が、調剤薬局のオーナーから「先生、駅前のウチのクリニックビルで開業しませんか、資金は全部こちらで持ちますから」と誘われたら、ひとたまりもありません。こうして駅前のクリニックがひとつ生まれるのです。

以前は、医者が開業するために自分で土地を買い、建物を建てるとなると、億単位のお金がかかりました。さらに、自宅と診療所が同じ建物だったり隣接していたりすると、夜中に来訪した患者に、叩き起こされることも多々ありました。

それが、自宅から離れたドクターズビルに入れば、夜中に叩き起こされる心配もありません。多額の開業資金を調達する必要もなく、毎月の賃料を払うだけ。それで勤務医時代の2〜3倍の年収になるのです。ラクして儲かるのですから、民間病院を辞めてドクターズビルで開業するのも当然です。

このように医者と調剤薬局がもたれ合うと、医者は、これまで以上に標準治療である診療ガイドラインに沿ってクスリを出し続けます。

しかし、説明したようにクスリにはさまざまな副作用があり、服用することで検査データはよくなっても、根本的には元気になりません。そこに、ほとんどの医者は矛盾を感じておらず、高齢者の処方薬を減らすのは論外と思っているのです。

医者の子どもを人質にとる医学部のいびつな入試面接

2018（平成30）年に出した近藤先生との対談本『やってはいけない健康診断』でも紹介したように、医学界の知られざる問題のひとつが、医学部入試における面接です。

およそ医者の9割は、自分の子どもも医者にしたいと思っています。医者になるには、大学の医学部に入学して6年間学んだのち、医師国家試験に合格し、医師免許を取得する必要があります。とにかく、その第一歩は医学部に合格することです。

現在、成績だけがよくて人間性に問題のある者が医師にならないようにするという理屈で、全国に82ある大学の医学部すべての入試において、面接が実施されています。私は、この医学部の入試面接にずっと反対してきました。

その昔、私立医大が新設された頃の入試面接は、筆記試験で足りなかった点数を、お金で合格ラインまで足すためのものでした。いわゆる裏口入学です。近藤先生も前掲対談本で「入学時に裏金を取るというウワサの私立医大からときどき医局に来るんですが、使いものにならない」と語っていました。

そうした悪弊を文科省が禁止し、勉強はできるがとても医者には向いていない人や、あまりにも性格が悪い人は面接で落としていい、ということになったのです。

このように、そもそも人間的にまともな医者を生むために入試面接を導入したはずですが、実際そうはなっていません。面接官の教授が、従順で自分の言うことをなんでも聞き、自分の存在を脅かさないと思った人を合格させ、反抗的だと思われた人を排除する、いびつな制度になっているのです。

その点、海外の名門大学では教授は面接しないで、アドミッション・オフィス（AO＝入学事務局）の専門官が面接します。教授が面接を行うと、教授におもねる人ばかりが合格してしまうかもしれません。ですが、教授にケンカを売るような人のほうが学問を進歩させるので、そういう人を積極的に入学させるそうです。

「臓器別の診療がおかしい」といったように、診療のガイドラインに疑問を持っている医者は、実は私だけでなく全体の3割ぐらいはいると思います。

ところが、医者が日本の医療に対する批判を書いたり、発言したりすると、自分の子どもが医学部に入れない恐れがあるのです。受験生の身元はネットですぐ調べられますから、入試面接で落とされる可能性が出てきます。もちろん大学は、面接点や落とした理由を公開しません。つまり、やろうと思えば、いくらでも合格者の選別を操作できるのです。

子どもを医者の道に進ませる気がなければ、開き直っていくらでも批判できるでしょう。しかしながら、そのために子どもの人生の選択肢を減らすわけにもいきません。医者から日本の医療を批判する声が上がらないのは、こういう要因もあるのです。

「宗教」と化した日本の医療

近藤先生を目の敵《かたき》にする医者たちは、しばしば「近藤教」という言葉を使いました。ところが、実際に宗教化しているのは近藤先生やその支持者ではなく、日本の医療界です。患者の血圧や血糖値が高ければ「血圧を下げたらいい教」「血糖値を下げればいい教」、がんだったら「手術したほうがいい教」などなど宗派はさまざまあります。

臨床の現場では、血圧を下げたら調子悪くなったとか、がんを切ったら病態がボロボロになったとか、想定外の事態が起きます。生身の患者を相手に試してみないとわからないことだらけです。

私が定義する宗教とは、最初から答えが出ているというもの。一方、宗教の対極ともいえる科学は、「試してみないとわからない」が基本です。答えが間違っていたら、過程を修正する。実験が失敗したら、組み直していく。医療も当然、科学のひとつです。ところが、日本の教授クラスの医者は、最初から答えがわかっていると思い込んでいます。

たとえば、循環器内科医だったら、自分の専門分野である血圧のことにしか興味がありません。自分が思った通りに基準値に戻すことができれば満足で、「血圧は基準値になったのに、どうして患者は気分が悪そうなのか」といった疑問を持つことができません。標準治療や診療のガイドライン、権威ある教授が言ったことは、なんでも正しいと決めつけているのです。

これは、ACCORD《アコード》試験に対する学会の反応を見てもわかります。ACCORD試験とは、アメリカ国立心肺血液研究所（NHLBI）が、心血管リスクがとくに高い2型糖尿病の患者を対象にしたものです。

血糖値の指標のヘモグロビンA1c《エーワンシー》を目標値の6％未満まで厳しく下げる「厳格治療群」と、穏やかな7％台を目標とする「標準治療群」のふたつに分け、治療効果を比較する臨床試験を実施しました。

2008（平成20）年に発表された中間報告では、予想外なことに、厳格治療群で死亡率がおよそ2割も高いことがわかり、試験は途中で中止となったのです。

それなのに、糖尿病治療に関して、いまだにヘモグロビンA1cを6％以下にすることにこだわっている医者がいます。たとえ臨床的知見が変わっても、医者は自分たちの言うことを変えられないということです。

少なくとも、いまの医学は5年後、10年後に大きく変わる可能性があります。現状の答えは、あくまでも暫定的なものにすぎないのです。

私は、「患者第一」などときれいごとを言うつもりはありません。そうではなく、やってみないとわからない、ガイドラインや権威ある先生の方針が必ずしも正しいかどうかもわからない、という当たり前のことを述べているだけです。それが間違っていると言う人には、「あなたは一生、その宗教に引っかかっていてください」と返すしかありません。

医者は固定観念にとらわれて、自分が若い頃に習った医学がずっと正しいと思う傾向があります。医者が、自分の医療行為を過度に正しいと思うことをやめないと、医学や医者自身の進歩もありません。これが現代医学のいちばんの問題なのです。

「引き算の医療」より「足し算の医療」

近藤先生は、意外なことに健康オタクで、さまざまな健康法を主張していました。私は頑張らなくてはいけない健康法は、あまりやる気が出ません。せいぜい20~30分ほど歩くぐらいで、そこが近藤先生と違うところです。

一方で、共通点はアメリカで医学を学んだ経験があること。その経験を踏まえて言えば、日本とアメリカでは医療や健康に関して大きな隔たりがあります。

アメリカの医療はクオリティが高く、お金のある人にしたら最高の医療です。ナースの数もスタッフも多い。医者が1時間診てくれることも、ざらにあります。また、病気で入院しても、心のケアまでしてもらえるのです。

ただし、カネの切れ目が縁の切れ目。治療費が払えず、がんの化学療法をしている最中に病院から追い出され、近所のホテルに泊まるはめに、などというケースもよくある話なのです。

とりわけ最新医療の恩恵にあずかれるのは、お金がある人だけ。お金がない人たちは、運動などによって自分で自分の身を守らざるを得ないのが現実です。

このようにアメリカの場合、貧富の差が医療格差につながるリスクがあるものの、お金があり、きちんと保険に入ってさえすれば、治療だけでなく、自分に合ったサプリを紹介してくれたり、弱った心のケアまでしてくれます。つまりアメリカでは、さらに元気になることまで視野に入れた「足し算の医療」が行われているのです。

一方、日本の医療は、ただ単に体の悪いところを治すだけ。しかも、保険診療というシステムのなかで、医者が病気を見つけて病名をつける。つまり、医者がまず病気をつくり、それから治療するというマッチポンプの医療が行われているのです。

患者が、「回復したら、病前よりも元気になりたいです」などと言っても、「それは医療の範囲外ですから」と相手にすらされません。若い人であれば病気を治すだけでいいかもしれませんが、中高年以降になれば、病院にかかることにより、さらに健康、元気になったほうがいいに決まっています。

高齢化が進むなか、日本の医者、病院も治すだけの「引き算の医療」ではなく、心のケアや元気になることも重視した「足し算の医療」を目指すべきではないでしょうか。

コロナ自粛が殺した「死ななくてもいい人」

とりわけ近年の近藤先生の業績として外せないのが、新型コロナとワクチンの真実を追求したことです。この一連のコロナ禍騒動をめぐっても、近藤先生は医療界の常識と闘い続けました。詳細は近藤先生と私の対談本『コロナのウソとワクチンの真実』にまとめてありますので、是非お読みいただければと思います。

この3年間、日本は新型コロナによって、いともたやすく統制されてしまいました。

「命を守る」というあやふやなスローガンを金看板とした結果、移動やビジネス、直接の面会・会話など、これまで当たり前だと思われてきた「国民の自由」を、いとも簡単に捨てさせられたのです。政府や自治体は、専門家会議の提言を鵜呑みにして、国民に不要不急の外出自粛を求め、それをいつまでもズルズルと続けました。

私は新型コロナの自粛期間中の悪影響を心配しています。

コロナ前の2019（平成31・令和元）年までは、風邪やインフルエンザがはやると、ビタミンCをとりなさい、もっと運動をしなさいなどと、予防のために免疫を強める生活が推奨されました。

ところが、コロナがまん延して以降、緊急事態宣言、まん延防止という名のもとに、家に閉じこもり、免疫を低下させる暮らしを日本人は強いられ続けたのです。外に出ず、日に当たらず、人と話さないでいたら、体に影響が出ないはずがありません。

とくに高齢者は家に閉じこめられていたら、確実に足腰が弱り、ロコモティブシンドローム（運動器症候群）やサルコペニア（加年齢性筋肉減弱減少）が進み、うつにもなりやすくなります。要介護状態になった人も増えたはずです。

またこの間、コロナ病棟はもとより、一般病棟に入院している患者も、家族とすら面会させてもらえませんでした。このせいで、うつになる人も増加したことでしょう。うつと診断されなくても、食欲が落ちると免疫機能も低下し、その結果、死期を早めるのです。

こうしたコロナ自粛が、死ななくてもいい人を殺したと私は思います。これは今後もっと深刻な問題になるでしょう。3〜5年後くらいに歩けなくなったり、ボケたりする高齢者が大量に生まれるはずです。

どんなことでも、メリットとデメリットがあります。医療の世界でも、コレステロールを下げることで、動脈硬化や心筋梗塞のリスクは多少減らせます。その反面、免疫機能が落ちたり男性ホルモンが減ったりと、さまざまな悪影響も出てしまうのです。

コロナ自粛に関して言えば、多少の感染拡大を防げたわけですから、メリットはゼロではなかったと思います。しかし、デメリットのほうが大きかったのではないでしょうか。

新型コロナのワクチンもそうでしょう。ワクチンを接種しても免疫力が高まるわけではなく、免疫細胞のB細胞に学習させるだけ。そのときB細胞が弱っていたら、ワクチンを打っても新型コロナに対する抗体など、大してつくり出せません。

新型コロナワクチン接種後、2000人以上が亡くなったと厚労省に報告されています。ところが、「ワクチン接種との因果関係が否定できないとされた事例」はわずか1例。「その他の事例についてはワクチン接種との因果関係があると判断されていません」とのことです（https://www.cov19-vaccine.mhlw.go.jp/qa/0081.html）。

このように、判断できないという「グレー状態」であるにもかかわらず、専門家会議では因果関係をまったく調べていません。

がんにしても、血圧や血糖値のコントロールにしても、どんな治療にもデメリットがあります。それを患者に正しく伝えるのが医者の仕事なのに、片っ端から隠し、ウソをついて、強制的に治療を行う……。これが、日本の医療の最大の問題点なのです。

メディアも同罪です。正しいか、正しくないか、さまざまな説があるにもかかわらず、それぞれを包み隠さず伝えることをしません。「メディアは中立だ」というお題目は、現実と大きくかけ離れているといえるでしょう。

「知らぬが仏」が最高の死に方

私はこれまで、たくさん人の死を見てきました。そんな私が考える最高の死に方は、夜、寝て、朝、起きてこないこと。ごく自然に逝くのがベストです。

がん患者が手術や抗がん剤治療を受けると苦しんで死ぬというのは、近藤先生の言われていた通りだと思います。もともと、がんは苦しまずに死ねる病気なのに、よけいな手術や化学療法をするから塗炭《とたん》の苦しみを味わうことになるのです。

私の場合、よけいな我慢はしたくありません。食べたいものは食べるし、飲みたい酒は飲む。飲みたくないクスリは飲まない。つき合いたくない人とはつき合わない。人生の最期をストレスなく迎えるのが理想だと思います。

長生きできるかどうかは別として、苦しみたくないのだったら、ムダな治療は受けないほうがいい。たくさん高齢者を診てきて、心からそう思います。

いま多くの人が恐れている認知症も、ある意味、自然な老化です。認知症の代表的なものとしては「アルツハイマー型」「脳血管性」「レビー小体型」などが挙げられます。しかし、いずれも治療薬はありません。早期発見や原因疾患を見極めることはできますが、早期治療はできないのです。はっきり言うと、医者に認知症は治せません。

85歳を過ぎた人の遺体を解剖すると、すべての人の脳にアルツハイマー型の認知症の変性が見られます。ところが、実際にアルツハイマー症を発症している人は4割しかいません。脳は80代、90代になったら誰でも縮みます。同じように脳が縮んでいても、頭のシャキッとした人と、ボケッとした人がいるのです。

認知症になったら終わりだと思いがちですが、そうではありません。認知症は物忘れ程度で始まり、だんだん重くなります。その進行を遅らせることはできるのです。

認知症の場合、人より早く脳が老化します。1年のうちに2歳ぐらい年を取るような感じです。私は、「1年に1歳にしましょうね」と、なるべく頭を使うことを勧めています。脳の老化は予防できなくても、縮みつつある脳を使うことはできる。そう考えたほうがいいでしょう。

私は近藤先生の影響もあり、がんになっても治療しないと決めています。苦しむだけの治療を受ける気はありません。5年、10年延命すると言われてもあてになりません。

認知症と同様に、遺体を解剖すると、85歳以上の人は全員がんがあります。そのうち、がんが死因で死んだ人は3分の1ですから、3分の2の人は「知らぬが仏」で亡くなっているわけです。

私も知らぬが仏で死にたいと考えています。

第2章 僕が闘い続けた「医療不信」の正体

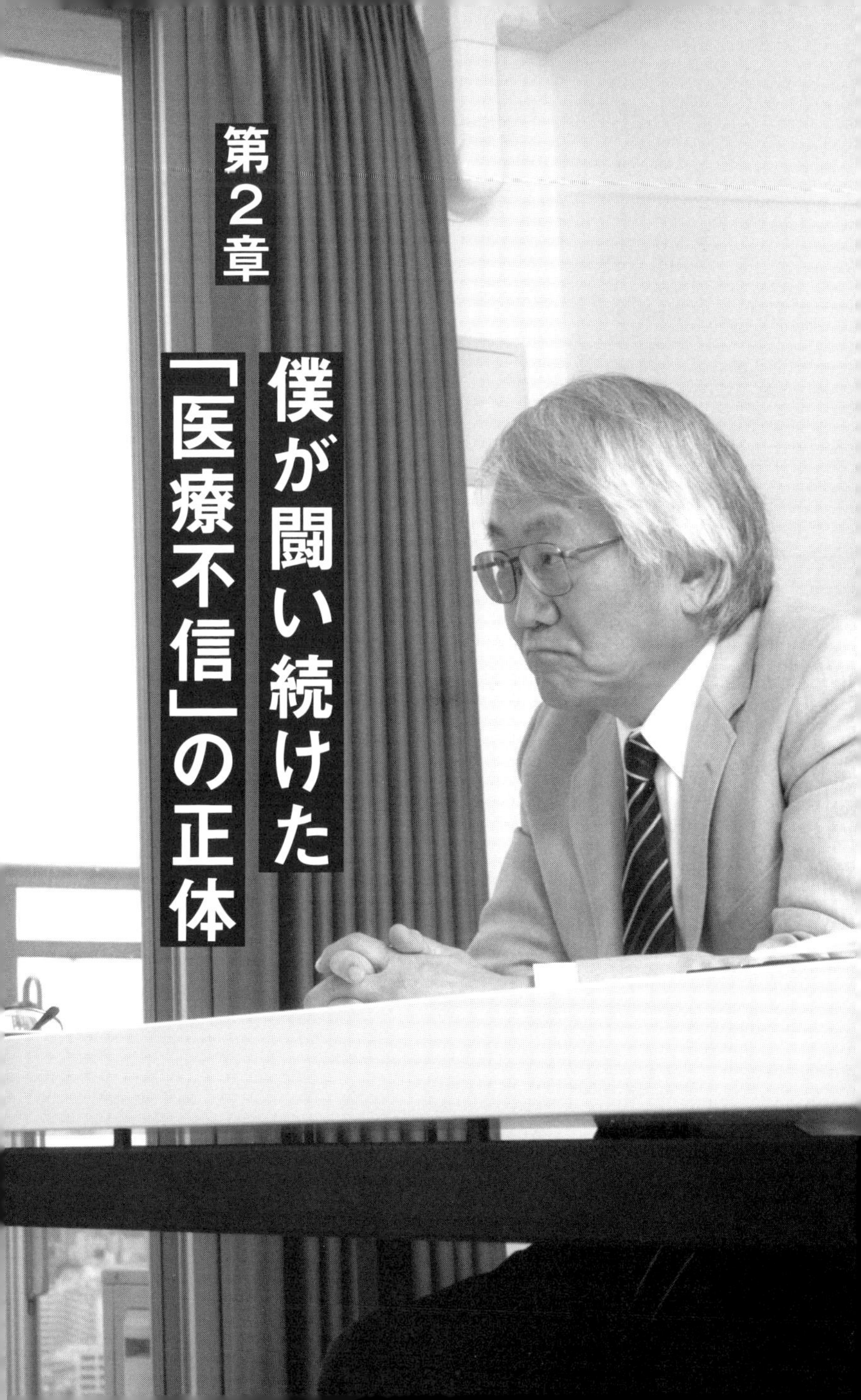

「根拠がない」がん治療が招く悲劇

がん治療を始めたら、みるみるやつれて亡くなった。見る影もなくやせ衰えてしまった。身近でも世間でも、数えきれないほど見聞きする悲劇です。

がん治療のいちばんの問題は、「根拠がない」ものが多すぎること。がんの切除手術にも固形がんの抗がん剤治療にも、延命に役立つという証拠がありません。それを、あるように見せかけ、結託してインチキをやるのが医療界です。

たとえば乳がん手術は、マンモグラフィで「がんもどき」がよく見つかるようになり、母数が増えた分、死亡率が下がったことにできます。

ところが、人口当たりの乳がん死亡率は、まったく変わっていません。がんの手術は、そういうごまかしを根拠に行われてきました。

それからデータの操作や、世論操作。

1990年代の終わりにオランダで、「胃がん手術でリンパ節を取るor取らない」場合の比較試験が行われ、日本の国立がんセンターの医師が指導に行きました。結果は「リンパ節を広く取らないほうが成績がいい」。ところが、1999（平成11）年に医学誌に載っていました。

また、野球の王貞治《おうさだはる》さんは２００６（平成18）年、胃もたれを感じて検査を受けて、「約５cmの早期胃がん」が見つかりました。胃の全摘は不要で、普通の手術で３分の１程度切ればよ十分でした。が、慶應病院がダヴィンチ（ロボット支援腹腔鏡下手術）をアジアで最初に導入していたので「王さんでダヴィンチ」の大ＰＲ効果を狙って行われた、と聞きました。

胃を失うと、基本的に少しずつしか食べられないので、やせて免疫力が低下します。王さんは手術から15年以上たったいまも「激やせ」状態で、体調も崩しやすいようです。

胃がんは早期でも全摘されやすいのですが、その根拠がない。僕は「胃がん様子見」をした患者を20人近く診ました。すると、直径10cmになっても症状も転移も出てこない「胃がんもどき」がありました。

また、スキルス胃がんを放置して、３年以上生きた人が何人もいました。手術した場合を見ると、全員がほぼ２年以内に死んでいます。

抗がん剤は、手術に比べて比較試験がやりやすく、データをいじりやすいので、ねつ造が多発します。そして、最高峰の医学雑誌に堂々と、インチキ論文が載るのです。

抗がん剤はすべて猛毒

まず、僕の抗がん剤についての考え方をまとめておきます。

抗がん剤はすべて猛毒です。「ケモ死」（ケモセラピー＝薬物による化学療法で死ぬこと）があまりに多いので、がんの治療現場では病名のようになっているほど。

抗がん剤が「効く」。これは治る、延命に役立つという意味ではなく、単に「一時的にしこりが小さくなる人がいる」という意味で、必ずリバウンドします。

抗がん剤で「治る」可能性があるのは、血液のがんなど全体のたった1割です。

正常細胞の多くはがん細胞より分裂が速いので、先にバタバタ死滅します。抗がん剤の副作用といえば吐き気や脱毛が有名ですが、それらは回復可能です。恐るべきは回復不能で死と直結する、心不全、腎不全、脳障害、肺線維症など。だから、「がんは小さくなりました。しかし患者さんもお亡くなりに」ということがよく起こるのです。

僕は１９８０（昭和55）年以降、固形がんへの抗がん剤治療は、ほぼ全否定してきました。例外は乳がん手術後の、再発予防目的の抗がん剤治療でした。

1985(昭和60)年頃から、乳がんでリンパ節転移がある人には、欧米でスタンダードになっていた、日本一強力な抗がん剤を使っていました。国立がんセンターなどと違ってがん告知をしていたので、患者さんたちの納得と協力を得られたのです。

最初は6サイクル(投与+休薬期間のひとまとまりで、1サイクルは1~4週間)。でも患者さんは毒性に苦しみ、数人は明らかに命を縮めてしまった。

それで、すぐ4サイクルにして、1990(平成2)年あたりには、2サイクルぐらいまで減らしました。

その間に、「どうもおかしい。抗がん剤の延命効果が認められない」と疑問がわいたので、改めて臨床データを読み込んで分析し、がんの原理にまでさかのぼって検証し直しました。そして、「数%の治療成績の差はある」という外国の比較試験の結果が、実はインチキだとわかった。

そこで「自分は間違っていたようだ」と反省し、1995(平成7)年ぐらいには、自分の患者には「抗がん剤は、あんまり意味ないんじゃない?」、2000年代になると、自分の患者に「やめなさい」と、はっきり言うようになった。2011(平成23)年には

「固形がんに抗がん剤は無効」と世間に発表していいと自分のなかで結論が出て、『抗がん剤は効かない』（文藝春秋）を書きました。

さらに、2016（平成28）年に出た医学論文が大きかった。乳がんの転移がある人とない人に分けて、再発・転移の両方に対して「抗がん剤は効かない」と、補助療法も再発治療もバッサリ否定。僕のなかで「99％正しい」と思っていたのが、100％になった気がしました。

立花隆《たちばなたかし》さんが著書『がん 生と死の謎に挑む』（文藝春秋、2010年）に書いていたのは、立花さん自身も講演したがん関係のシンポジウムの裏話。大学やがんセンターなどの偉い医者たちが、控室の雑談の流れで、口々に「抗がん剤なんて効かない」と言い出したそうです。

大御所の先生が、話をまとめるように「結局、抗がん剤で治るがんなんて、実際にはありゃせんのですよ」と言うと、みんな「その通り」という表情でうなずいたらしい。

立花さんが「それじゃ近藤さんの言っていることと同じじゃないですか」と言ったら、大御所の先生の答えは「そうですよ。みんな知っていますよ」。医者たちは、効かないことを百も承知で抗がん剤治療をやっている。共犯関係なのです。

効かないのに、抗がん剤は簡単にべらぼうに儲かる。ほぼ抗がん剤オンリーの製薬会社もあります。莫大《ばくだい》な経済的利益の上に、巨大な共犯ワールドが築かれています。

エビデンスよりビジネス第一の医療

抗がん剤の論文を何千何万と読み込むと、臨床試験によって、被験者の生存曲線のグラフのカーブの形が下向きだったり、上向きだったりする。だんだん読む技術も向上して、同じ論文でも読み返すと解釈が違ってきたりしました。

たとえばヒゲ（病院に来なくなった患者の消息を、確かめていない印。グラフに上向きのヒゲのようについている。来なくなった患者は死んでいる可能性が高いが、いっさい確かめなければ「全員まだ生きている」ことにもできる）で調節するというのは、いくらでもあります。

3つヒゲがあれば（3人の生死が不明なら）、2つ（2人）は生きていることにする。それはやりすぎだからひとつだけ生きていることにする。クスリを使わない群は3つとも死んでいることにすれば差が出てくる。

日本の抗がん剤の臨床試験でも、製薬会社から「5年生存率で有意差を出してくれ」と言われた教授が、ヒゲを間引いて調整した、という話を聞きました。「あんなクスリ、飲んでもしょうがない」「抗がん剤なんて効くわけがない」と、仲間内で教授本人が言っていると。

アメリカでＦＤＡ（米国食品医薬品局）が関与してくると、元データと照合するから、そう気楽に間引けない。しかし、承認されたあとに日本で比較試験をやる場合は、ある意味やりたい放題なのです。「根拠があやしくても、有効としてしまえ」「無効だという科学的エビデンスが出ても、無視して続けよう」と。

元データ自体の書き換えというインチキもあります。アメリカでは臨床試験の関係者が捕まって、裁判になっているとか。日本でもディオバン事件がありましたね。

これはもう、ビジネスです。医療のあらゆる面でそういうことが見られます。

エビデンス・ベースドメディスン（Evidence-Based Medicine〈ＥＢＭ〉＝科学的根拠に基づいた医療）は当初、「医薬業会で使われているデータはマユツバが多いから、批判的に吟味《ぎんみ》しよう」ということで始まりました。それが、ＲＣＴ（ランダム化比較試験。被験者をふたつ以上のグループに無作為に分けて、治療法の効果などを比較検証する）をやることに、すり替えられてしまったのです。

生存率が1カ月延びた程度でも「統計的に意味がある」と見なされるとエビデンス。それに従わないと「お前はEBMをやってない」と非難される、というわけです。

製薬業界には資金があるから、たくさん比較試験を組む。複数の病院がグループをつくって、そこに臨床試験をお願いするのですが、どんな結果が出るかわからないから、似たような試験をあちこちのグループに頼む。すると「数打ちゃ当たる」で、まれによいデータが出ることがあります。するともう、クスリとして承認されてしまうのです。

ただ、世界初の「免疫チェックポイント阻害剤（がん細胞を免疫が攻撃する力を保つ目的のクスリ）」オプジーボでは、インチキが混じっているグループと、わりと真面目にやっているグループの結果があまりにバラバラで、世界の医学界に「統一性がなさすぎる」という声が広がりました。生存率の違いがまったくない試験結果も出て、承認の決め手になった試験結果にウソがあることがあぶり出された。

しかし、高価なオプジーボは使われ続け、副作用死が続出し、国民のお金がムダに使われ、製薬会社と病院が潤っている。新薬を承認する厚労省の役人たちも、加担しています。

「メタアナリシス（メタ解析）」も問題です。ある比較試験では結果があいまいでも、5つとか10集めて足し算をし、平均を出して解析すると、統計的に意味のある差が出ることがある。

もとは、数千人、数万人単位の大規模比較試験の結果が、最もエビデンスレベル＝証拠力が高いとされ、メタ解析は2番手でした。いつの間にか、メタ解析が1番手扱いです。

しかし、これは英語の「ガベージイン・ガベージアウト」、ゴミをいくら放り込んでもゴミしか出てこないという言葉そのものです。あいまいなゴミデータをいくら集めても、所詮はゴミ。そんなものがエビデンスとされて、クスリが承認されている。世も末です。

「放射線で局所再発は減っても、転移は減らない」

放射線が抗がん剤と違うのは、パリエーションが豊かで、痛み止め、とくに骨転移の痛みを止めるのに大変有効なところです。

ただ、手術後の再発・転移のリスクを減らす「補助療法」として、放射線は役に立つのか。乳房温存療法のとき、術後に放射線をかけると再発は減ります。でも乳房内の転移は減らず、生存率は変わりません。その理由を突き詰めると、転移はとっくにひそんでいるからです。これも、がんもどき理論のヒントになっています。

生存率は上がらないのに、世界各国で、補助療法としての放射線治療が始まりました。

理由はまず、欧米でも乳がん手術を受けた全員に、放射線をかけていること。また、やらないと再発が増えて「やっぱり温存療法はだめだ」という風評も立ちそうだから。

それで世界中で、放射線をずっとかけてきたのです。

僕自身は国内の乳房温存療法のパイオニアで、成績が常に注目される。そこが「足かせ」になっていた面はあります。ただ、日本で乳房温存療法を始めた医師たちも全員、放射線をかけていたから、間違いをしていたわけではなかった。また、経過をきちっとフォローして医学雑誌や学会で発表していたのですが「局所再発が減る」という意味では、すごく成績がよかった。

問題は発がんです。80年代、放射線をどのぐらいの強さでかければ重大な副作用が起きないのか、わかっていないところがありました。自分なりに一生懸命考えて工夫して、20人ぐらいのがん患者に、強い線量をかけてしっかり治療しました。

ところが2000年代になって、そのなかに数人、発がんする人が出てきた。上咽頭がんの放射線治療をしたら、脊髄にがんができて亡くなったり。悪性リンパ腫の非ホジキン病に放射線をかけたら、舌がんが出て亡くなったケースも経験しました。

　もとのがんは治ったのに、長生きすると新たながんが出てくる。これには参りました。乳がんの補助療法をした患者も、放射線をかけたところに1000人から3000人に1人ぐらい、肉腫ができる。3000人に1人でも、衝撃は大きいです。だから、患者さんの意思もありますが、僕は「やらずにすむ放射線治療は、やらないに越したことはない」と考えています。

「ほっとくと消えるがんがある」

　最終的に150人以上のがんを放置してみると、経過はさまざまでした。さほど変化がない。がんが増大して治療を始める。がんが小さくなる。消えてしまう……。

　驚いたのは「ほっとくと消えるがんがある」ということ。大きくなるのは、がんだから当然。しかし「大きくならない」がんもある。ここまでは『患者よ、がんと闘うな』に書きました。「消えることがある」。これは『がん放置療法のすすめ　患者150人の証言』（文春文庫、2012年）に書いています。20年間の経過観察のまとめです。

ほっといたらがんが消えたケースは150人中、十数人。およそ1割もいました。普通は片っぱしから治療するから、消えるがんがあることなどわかりません。

慶應を定年退職する直前、僕は2013（平成25）年に「近藤誠がん研究所・セカンドオピニオン外来」を、東京・渋谷に開き、がん治療や生活習慣病の相談を1万件以上あずかってきました。

セカンドオピニオンとは、文字通り「第2の意見」。患者が最良の治療方針を求めて、担当医とは違う医師の意見を聞くことです。しかし、がん治療となると、町のクリニックから国立がん研究センターまで、どこでも同じ「金太郎飴オピニオン」が返ってきやすい。

僕は「がんを治療する人」「放置して様子を見たい人」の両方を、定年までに合計数万人以上診て、医学論文の読み込みと執筆活動にも、10万時間かけてきました。

その結論が「健康診断、がん検診は百害あって一利なし」「固形がんは放置して苦痛の緩和ケアをしっかりやるのが、最もラクに長生きできる対処法」。このふたつです。

セカンドオピニオンでも「がんを治療する」「放置して様子を見る」、「生活習慣病のクスリを飲む」「やめる」という、この両方の対処法とメリット・デメリットを必ず伝えて、患者さんに最終的な判断をあずけています。

患者の体は切るが、身内の体は切らない医者

僕がやっている医療は、いろいろな科学的データと臨床経験と理屈に基づいているから正しいはずです。では世の医者は、なぜ同じようにやらないのか。間違っているとわかったあとも、目をつぶってやり続けている人が多いのか。それは、自分たちの利益を図っているからでしょう。

僕が医者として、大学卒業以来一貫して探求していることは「どうしたら、患者さんがいちばん苦しまずに長生きできるだろうか」ということ。

もうひとつは「自分の心にもない治療をやることはやめよう」。これも一貫して、医師としての自分の責任の取り方だと思っています。

自分で信じていない、身内にはしない治療をしている医者が、あまりにも多すぎます。患者には抗がん剤を次から次に乗り換えさせて、亡くなる直前まで打っているのに、自分や身内にはいっさい打たない。これもありふれた話です。

慶應病院の外科の、食道がんの手術を目いっぱいやって名を挙げたリーダー。彼は、母親が食道がんになると、僕に放射線治療を頼みにきました。

ある高名ながんセンター総長は、自分が肺がんになると何の治療も受けず、モルヒネを使いながら最後まで自宅で過ごしたと聞きました。もう、信じがたい。

　がんを切りまくっていた外科医が、限界を感じてがん治療をやめることも、実は多いのです。僕が『世界一ラクな「がん治療」』（小学館、2016年）で対談した萬《まん》田《だ》緑《りょく》平《へい》医師は、大学病院の外科医を辞めて緩和ケア医になりました。

「以前は、手術も抗がん剤もバンバンやっていました。いま、がんの治療はいっさいしません。痛みや呼吸苦は、モルヒネなどでしっかり抑えています。がんで亡くなっていく人を、いままで何千人も見てきて、患者さんに教わったんです。

　がんと闘わないこと。治療がつらいと思ったらやめることを選び、自然に任せていれば、がんでも決して、のたうち回って死ぬことはない。むくみや、腸閉塞や、肺炎の苦しみもありません。そして周りが驚くほど、世間の常識より長く生きる人が多いんです」

　萬田さんは、そう教えてくれました。しかし、そういう医師たちは一般に、外科医を辞めた理由や手術への疑問を、世間に発表しようという気にはならないようです。仲間への配慮かもしれません。

結局、僕の言っていることが実現すると、医療の9割、がん治療の8割は消滅して医療界が潰れてしまう。医療にかかわる人たちが失業する。それがアルファ（始点）でありオメガ（終点）でもあって、根本のところで僕が叩かれる究極の理由になります。

僕の著作で読者が救われるか。それは大事なことですが、全員を救うことはできません。お釈迦《しやか》さまが言ったのは「縁なき衆生《しゆじよう》は度《ど》し難《がた》し」。どんなにいい話をしても、聞く耳を持たない人はどうしようもないということ。「救う」という言葉を使わせてもらうならば、僕の考え方を知って救われる人が、1人でも2人でもいればいい。そんな心境です。

一度始めた検診を絶対にやめない日本

各市町村から、50歳とか55歳などの節目に「がん検診のすすめ」が届きます。厚労省がつくった法律「健康増進法」に基づいて、行われています。法律をつくるには審議会の同意が必要で、そこに出る医者たちは当然、健康診断に熱心な専門家たちです。

欧米では比較試験をやって、「無効」というデータが出たら、新たに事業を始めることはありません。だから、欧米には職場検診もないし、人間ドックもありません。

肺がん検診の比較試験の結果がいくつか出て、いずれも「むしろ、肺がん死亡を増やす。総死亡を増やす」という結果が出たから、欧米は肺がん検診を始めなかった。

一方、日本はデータがないところから制度をつくっていく。比較試験もやりません。それどころか「肺がん検診無効」の結果が欧米で出たことを知りながら、当時の老人保健法に肺がん検診を法律に加えています。それが、いままで広く行われてきている。

マンモグラフィによる乳がん検診も同じです。長いこと「視診と触診だけの検診事業」が行われてきたのに、2000年代に入って、正式にマンモグラフィ検診が始まりました。

しかし、その前に欧米では、「過去の比較試験をいくつか集めて検討したら、マンモグラフィに意味なし」という結果が出ていた。欧米ではちゃぶ台がひっくり返されているのに、厚労省は、マンモグラフィを使った乳がん検診事業をスタートしたわけです。

さらに、超音波検診を導入しようとしています。これで、検診で見つかる乳がん患者が1・5倍に増える。そして制度が一度できると、決してやめません。

一度始めた検診を、やめないのはなぜか。まず巨大な利権がからむからです。たとえば胃がんのバリウム検査（胃部エックス線検査）は先進国では過去の遺物で、行われているのは日本だけ。

ところが、国が定める5つのがん検診のなかで、バリウム検査は最大の稼ぎ頭です。巡回部門だけでも1台1億円近い検診車が、1000台単位で稼動する一大産業。投入されている補助金も巨額です。この検査が中止されたら、無数の関係者が困ります。有効というデータがなくても、もはやどうにも止められないのです。

始まった検診をやめられないのは、欧米も同じです。肺がん検診は始まらなかったけれど、乳がん検診は当時の比較試験の結果から、「40歳からマンモグラフィを受けるべきだ」と、1983（昭和58）年にアメリカ癌協会が主張して早々にスタートした、長い歴史があります。

だから、後年に「いままでのデータを解析してみたら、無意味でした」という論文が次々に出てきても、現場は見て見ぬふりで検診は続いている。患者側も、「検診で乳がんが見つかって手術を受け、抗がん剤を飲んだ私はどうなるの？」「ムダに体を痛めて損をしたの？」とは思いたくないので、むしろ乳がん検診中止に反対する側に回ることも多い。

がん検診も手術も出発点は善意で、単純な発想だったと思います。早く見つけて取れば治るだろう。がんで死んでいる人がいるのだから、切り取れば命を救えるだろう。それは、自然で無理のない考え方です。しかし予測と現実はまったく違っていました。本当に必要な医療を、よくよく見極めましょう。

人間ドックを導入した罪深き〝名医〟

そもそも健康な人を相手にした医療は、すべて金儲けです。健康な人を「自分は病気だ」と錯覚させる装置。それが健康診断やがん検診なのです。

人間ドックなど、根拠なき医療の最たるもの。聖路加《せいろか》国際病院の日野原重明《ひのはらしげあき》医師が早くから予防医学の重要性を唱え、1954（昭和29）年に私立病院初の人間ドックを開設しました。彼の罪が重い。悪意がなかったと言うなら、僕にはバカとしか思えません。

1996（平成8）年、厚生省（現厚生労働省）は高血圧、高コレステロール血症（高脂血症）、糖尿病などの呼び名を「成人病」から「生活習慣病」に改めました。「生活態度が悪いから病気になるのだ」という脅しです。そして健診を義務化し、メタボリックシンドロームを取り締まり、血圧や血糖値が「基準値」から外れるとクスリで数値を改善、などの指導が厳しくなりました。

しかし、そういう病気の根本原因は老化で、抵抗するのは川の流れに逆らうようなもの。

「成人病」という表現のほうがずっと的を射ていた。この「生活習慣病」という言葉を考えたのも日野原医師ですが、医療業界への貢献を称えられ、文化勲章まで受章しています。

日本の病院は病人をできるだけ増やして、病院にしょっちゅう通わせないとやっていけないので、いまは個人病院もレントゲンや高価なCTを入れて、内視鏡検査ができるところもあります。なにしろ、検査がいちばん儲かりますから、検査、検査、検査です。

「ついでに血圧も計ってみますか。あ、ちょっと高めだ。血糖値も気になりますね」

「胃がもたれる。胃カメラ飲んでみますか。一応ピロリ菌の除去も……」

この調子で次から次です。

また患者のほうも当然、自分の健康状態が気にかかりますから、言われるままに受けてしまいがち。年を重ねるほど、検査するほど何か見つかりますから、うかうかしていると、大事な時間とお金を医者に捧げたあげく、命を縮めることになります。

私がいた慶應病院は、もとは良心的だったと思います。1980年代に放射線科の教授を交えて話をしたとき、「慶應は東京女子医大より患者1人当たりの売り上げが1万円低い」という話が出た。うちは儲け主義ではない、余計な検査や治療をしないでまとも、という論調でした。

ところがその後、年々世知辛《せちがら》くなっていきました。病院経営がだんだん苦しくなり、「入院ベッドの稼働率を100％に近づけろ」というお達しが下ったこともあります。

外来も「もっと稼ぎを上げろ」と、各診療科の連絡者会議で成績表が配られました。月ごとの各科の売り上げの増減が、一目瞭然になったのです。会社の営業部の各部員の売り上げグラフみたいなものです。

そうなると、やることはひとつ。「患者さん、いらっしゃい」と、呼び込めるわけではありませんから、来た患者をいかに検査漬け、クスリ漬けにするかと。クスリはあまり儲からなくなっていたから、とりわけ「検査で稼ぐ」「来させる回数を増やす」に力を入れるようになったのです。

基準値と引き換えに医療界に流れ込んだ「お駄賃」

血圧や血糖の基準値が、根拠もなく、勝手に切り下げられたりすることにも、さまざまな〝大人の事情〟がかかわっています。

アメリカでは2017（平成29）年に高血圧の基準値が改訂されて、上が140だったのが130に切り下げられた。それで「高血圧患者」が3000万人も増えました。年を取ると血管が硬くなるから血圧はやや高いほうが、血液が体や脳のすみずみにきちんと届くのに。

切り下げの根拠は、糖尿病患者の臨床試験。生存曲線を見ると、最初の1〜2年は一緒です。降圧剤を飲んだ人たちも飲まない人たちも、生存率が重なっています。そのあと差がつき、血圧を下げた群のほうが、脳梗塞や脳出血が減ったとされています。

しかし、その降圧剤に効果があるなら、すぐに差が出始めないとおかしい。最初から生存率の差が開くはずなのです。だから「インチキがある」と一目瞭然なのですが、そんな声は黙殺です。臨床試験をやっている専門家も、製薬会社も、その論文を医学雑誌に載せるレフェリーたちも、みんな同じ穴のムジナなのです。そして、学会のお偉方も基準値引き下げにOKを出します。それ一発で、新たな高血圧患者が3000万人生まれました。

日本でも、脂質異常症やコレステロールや肥満の基準値をつくった大学教授などに、巨額の研究費が流し込まれていたことが、過去に何度も発覚しています。製薬業界が億単位の「お駄賃」をあげるのです。

ただ、問題は上層部にとどまりません。「世のなかの偏見や間違った意見で最も正しにくいのは、経済的利益と結びついている場合」と言われます。医療はまさにそれです。

たとえば「高血圧の比較試験をしたら、クスリを飲んでいる人たちのほうがよく死んでいた」という論文が報じられても、現場ではまったく変わりなくクスリが出され続けます。

「これはひどい。変えなければ」と内部で声を上げた人は、仲間はずれになります。

医療にかかわる人もその家族も何百万といて、みんな生活がかかっています。健康診断ひとつでも、医師、看護師、検査技師、事務スタッフ、車や機器や用品のメーカーや製薬会社の社員……。

「健康診断は百害あって一利なし。本日ですべて中止」となったら、どれだけ多くの人が路頭に迷うことか。なるべく大量にクスリが処方されたほうが、生活が潤う関係者が多すぎる構造なのです。「飯はペンより強し」で、医療の構造改革は本当に難しい。

だから、僕は健診反対運動をする気はないのです。ただ、高血圧のクスリなどは、飲んでいる人がいちばん多いから、害をきちっと書きます。「あ、そうか」と思って、クスリから離れる人、検査から離れる人が少しでも出ればいいな、という心境です。

「健康人に対する医療」は「寿命を縮める医療」

クスリの乱発は、生活習慣病で最もおおっぴらに行われています。がんよりすそ野が広く、儲かるからです。高血圧のクスリを高齢者の半数以上が飲まされているという、最悪の状況です。

ワイフの90歳のおじさんが、入居金が1億円近くもかかる有料老人ホームに入っていいます。CTまで備えた専用クリニックがあり、毎日、ナースが血圧を測りに来る。イヤとは言えません。人間ドックも無料です。受けると命を縮めるのですが、施設はそれを売りにしているし、入居者はそれを喜んでいるから、仕方がありません。

姪《めい》っ子から「お父さん、最近、記憶力が全然ダメになってヨレヨレ。ボケたのかしら」と電話があったので、「クスリを飲んでいると思うよ」。姪っ子がナースに確かめさせたら、血圧のクスリを2種類飲んでいることがわかったそうです。「両方やめなさい」と、アドバイスしました。

すると元気が出てきて、頭もはっきりしてきたと聞きました。姪っ子がよく調べたら、上の血圧が80になっているのに、ナースが毎日、降圧剤を2種類飲ませ続けていました。

それでは脳に血液が回らず、ヨレヨレにもなるでしょう。「なまじ元気に長生きされたら、ビジネスに差し障る。上の血圧が80でも、いままで通りクスリを飲ませろ」という、陰の声が聞こえてきます。

このビジネスの因果なところは、「一生保障」をうたってはいても、入居者が早く亡くなれば、また新たな入居者から数千万円の入居費が取れること。「回転を速くするため、医療漬けにして、早く昇天してもらおう」と、経営陣が思わないとも限りません。

高級な有料老人ホームほどそういう目にあいやすいので、お金持ちの方は気をつけて。

はっきり言えるのは、「健康人に対する医療」は「寿命を縮める医療」だということ。健康な人たちに病人のレッテルを貼り、カネを落としてもらう。健康人を踏みつけてのし上がる。

いつの時代も、新しい医療技術やクスリが登場すると、「新しい」というだけで飛びつく医者と患者たちが大勢います。本当の効果も害も、わかるはずもないのですが。昔は具合の悪い患者がイチかバチかで、新技術や新薬に賭けていました。そして最近は、健康な人たちにも網がかかるようになってしまった。

だから元気でごはんもおいしい人は、くれぐれも医療に取り込まれないようにしてください。うかつに病院に行くと、手術の合併症をこうむったり、クスリの副作用に苦しんだり、後遺症が残ったり、死んじゃったり……。命を縮めることになりやすいので。

僕が考える、医者にかかるべき症状の目安は「重篤《じゅうとく》な症状」が出た場合。この重篤も、本人の感覚的なもので、ちょっと出血があっただけで、痛みもないのに医者に駆け込みたい人もいます。すると、がんを見つけられて命を縮める、ということになりやすい。

「重篤」を別の言葉で言い換えると、「日常生活で普通に行動しているときの生活の質を100と評価して、それが、20とか30ぐらいまで落ちたとき」。

そのときは医療が役に立つことが、比較的多いです。8割、9割もの人に役に立つわけではないものの、一応、病院に行ってみたらいいのではないかと思います。

ボケ、うつ、寝たきりは「薬害」

セカンド外来にみえる高齢患者さんが、よく「血液サラサラのクスリ」を飲まされているのも気になります。主に狭心症、心筋梗塞《しんきんこうそく》、脳梗塞などの患者さんに使われる「バイアスピリン」はとくに要注意です。医者から「一生飲んでください」「休薬すると、脳梗塞のリスクが3倍になる」などと言われて、やめるにやめられない患者さんが多いようです。

バイアスピリンを服用すれば、急性期はたしかに発作が減るようですが、何年も飲み続けると危ないのです。今度は胃潰瘍や十二指腸潰瘍をひき起こして、毎年数%の人に大出血が起きる。僕の外来に来る人には「出血リスクのほうが高くなるからやめたほうがいい」と言っています。

しかし、医者たちは言わない。血液サラサラのクスリが流行りだしたら、胃腸から大出血して運びこまれる患者が増えて、消化器内科が大喜びしていますから。つまり、〝マッチポンプ〟なのです。

胃潰瘍は、胃酸が出すぎるのを抑える薬、H2ブロッカーやプロトンポンプインヒビターが出て、手術の大半が不要になりました。一方、長く使うと死亡率が高くなる。だから僕は、「できる限り、食用重曹をぬるま湯に溶いて飲んで代用したほうがいい」と指導しています。

ニトログリセリンも心臓病を治すわけではなく、ほとんどプラセボ（偽薬）です。

年をとるほど腎機能が落ちて、血中にクスリがたまりやすくなるのも怖い。僕は日本人にボケ、うつ、寝たきりの老人が多いのは、薬害が大きいと見ています。

ちなみにボケは、クスリではどうにもなりません。飲んでも意味がない。比較試験を見ても効果が見られませんし、外来にみえる患者さんたちから聞く話も「親に飲ませてみたけど、まったく役に立たない」「祖母の精神症状がひどくなって、寝たきりになった」というように、さんざんです。

実はこれは「認知症」というネーミングに、大きな戦略があります。昔は「ボケ」と言っていたのを、厚労省が病気のように思わせる「認知症」に変えた経緯があります。僕に言わせれば「認知症」のほうが、クスリが役に立ちそうな気がしてくるからです。

死亡率が変わらない「人工呼吸」と「AED」

救急医療も役に立っているのか、判断が難しい。

技術が高度になって、かえって危なくなっている面もあります。

たとえば、胸が苦しくて救急病院に搬送され、詰まっていた冠動脈をステントで広げた場合、出血性の合併症が起きることがあり、かえって寿命を縮める可能性があります。

また、心筋梗塞で冠動脈が詰まって意識がない場合、病院に運ばれて五体満足で帰ってこれる確率は数％。命が助かっても、寝たきりや植物人間になるリスクがあります。

心臓が止まったときAED（心臓にショックを与えることで、けいれんを取り除く装置）をやるのも無意味です。1000人単位の比較試験で、呼吸が止まった人への「人工呼吸」と「AED」の結果を見比べたら、死亡率は変わらなかった。

AEDの準備に手間取っているより、さっさと人工呼吸したほうがいいという話ですが、メーカーが儲かるからそういう結果は完全無視。「心臓突然死ゼロを目指して」などと、大々的にPRして、AEDはいま、あらゆる施設に設置されています。

「咳止め」から始まる薬物依存

アメリカでは、モルヒネ系の医療用麻薬「オピオイド」によって、年間9万人以上も亡くなっています。製薬会社がどんどんクスリを使わせているからです。

日本のように、がんの痛みを抑えるために使う分には、依存症にはなりません。しかしアメリカの医者は、歯痛とか背中の痛みにまでモルヒネ系を平気で処方しています。

アメリカにＤＥＡ（麻薬取締局）という組織があります。ところが２０１６（平成28）年、製薬会社が連邦議会に圧力をかけて「医師、診療所、薬局に法外な量の薬剤が出荷されても、ＤＥＡは積極的に調査できない」という法律を成立させてしまった。製薬会社が医者たちにクスリを流すのを、取り締まれないようにしたのです。

莫大なお金が流れ込むから、アメリカでは製薬会社の思い通りの法律ができてしまう。ワクチンの分野では「副作用で障害や後遺症が出たり、亡くなっても製薬会社を訴えられない」という法律もできています。

それより前の２００１（平成13）年には、オピオイド系鎮痛剤をつくっている製薬会社の重役が「適切に管理すれば、一般的に依存症は起こりません」と連邦会議で断言しました。それで多くの医者が「リスクはほとんどない」と判断し、処方箋が急増して、依存症がどっと増えたという経緯があります。

ただし日本でも、「コデイン」という弱オピオイドは「咳止め」として処方できる。また、「トラマール」という弱オピオイドの合成麻薬が「トラマドール」という製薬名で処方されていたり、それと鎮痛剤の「アセトアミノフェン」を合わせた「トラムセット」を、がん以外の疾患にも出せるようになっています。アメリカのような、深刻な依存症が出てくる可能性があるのです。

ぽっくり死ぬために絶対に必要なこと

誰もが、健康で長生きしたいと願っています。がんや心臓病で死にたくない。ボケて死にたくない。その願いは正当ですが、あまり強く願うと副作用が起きやすい。

適度に運動したり、バランスよく食べたり、よく眠ったり。そのあたりでとどまるのが正解です。それで、どこかが痛くなって、致命傷だったり手遅れと言われた場合、「これが運命。仕方ない」と思えたら、いちばん自然に、平和に天寿をまっとうできます。

死の恐怖からも解放されたいのであれば、死ぬことが怖くなくなる老い方のコツが、いくつかあります。自分はいつか死ぬ、と思うと気分が沈むのは、むやみに死を意識するから。だからまず、いつ死んでもいいように支度をしましょう。

早めに身辺整理をして、どう死にたいか、リビングウィル（生前の意思表明）を書いておきます。書式も文体も自由です。

「倒れて病院に担ぎ込まれたとき、いっさい延命治療をしないで」

「ボケて寝たきりになったとき、人工的な栄養補給はしないで」

「モルヒネなどの、痛みを抑えるケアはお願いします」

「点滴はいっさい不要」

などと希望を書いて、署名します。家族や近しい人に内容を伝え、目につきやすい場所に置いておきましょう。

理想の死に方のイメージは、人それぞれです。60歳以降の僕の口癖は「ぽっくり死ねたら最高」。元気なままパッタリ逝く、いわゆる「ピンピンコロリ」が憧れです。

宝くじに当たるより難しい「ぽっくり死」の確率を高める最大の心得は、繰り返しますが、「健康なときに医者と検査に近づかない」こと。近づくから元気なのに病名をつけられ、病人にされ、無用の検査や手術やクスリで寿命が縮むのです。

それから、病名をつけられると毎日、死ぬことを意識する羽目になる。日に日に死ぬことが怖くなります。とくにがんは、高齢になるほど体のどこかにあるので、検査するほど見つかってしまい、死神におびえて暮らすことになります。

逆に病名がついていなければ、それだけでも気がラク。体のあちこちにガタがきても

「年のせい」「ほっときゃ治る」と、のんきに構えましょう。クスリを飲むにしても、痛み止め程度に。すると、死を怖がらずにひょうひょうと生きていく力になります。

医者に頼ると、いやおうなく管理されます。人為的な働きかけをされるほど、体は不自由で不自然なものになり、ラクに死ねません。

「スパゲティ症候群」が象徴的です。点滴や人工呼吸器のチューブ、中心静脈栄養や尿を取るためのカテーテル（細い管）、脈拍や血圧を測るための管……。まるでスパゲティのように、体に何本も管を取りつけられたままの旅立ちでいいですか？

医者の脅しに打ち勝つために

僕のセカンドオピニオンに来る患者さんは、身内のひどい死に方を見ている人が多い。それで「何か話が違うぞ」と、ハッと気づくわけです。何十年にもわたって僕の主張に一定のニーズがあるひとつの理由も、それでしょう。

健康な人まで病人にして、相手かまわずクスリだ、手術だといろいろやって売り上げを上げる。状態がより悪くなろうが、死のうがかまわない。そういう世のなかに生まれてきているから、嘆いても仕方ないのですが……。かわいそうな人たちがいることは確かです。

知人から聞いたのは、僕の本を何冊も読んで納得していた人が、いざ自分ががんになると「放置療法にも、間違いはあるわよね」と、合意をとろうとしたと。医者に治療を強く勧められて、「何もしないと大変なことになるよ」と脅されると、不安になってしまう。そして、治療を受けるために、僕の言っていることを打ち消したくなるのです。

ある大腸がんの患者さんは、僕のセカンドオピニオンを受けて納得して、手術をやめる決心をされた。ところが、奥さんと子どもに「お願いだから手術を受けて」と懇願され、仕方なく受けてしまった。すると腹膜に転移が見つかり、あわててお腹を閉じたそうです。

それでは、ときすでに遅しなのです。案の定、手術のあと腹膜播種《ふくまくはしゅ》（がんが種をばらまいたように腹膜に広がる）が起きて、すぐ腸閉塞に。がんが暴れ始めたら、もうアウトです。

そういう悲劇がないに越したことはありませんが、難しい。医者に「治療しないと死ぬぞ」と言われたとき、家族に「お願いだから手術して」と言われたとき、それに打ち勝てる人がどれだけいるか。どこまで自分を保てるか。

たったひとつしかない自分の命、自分の体。一度だけの人生です。不安や空気に流されず、理性と知性で、どうぞご自身を守ってください。

私の近藤誠論　2

矛盾だらけの医療界を突いた「医学の常識」

養老孟司
（ようろう・たけし）

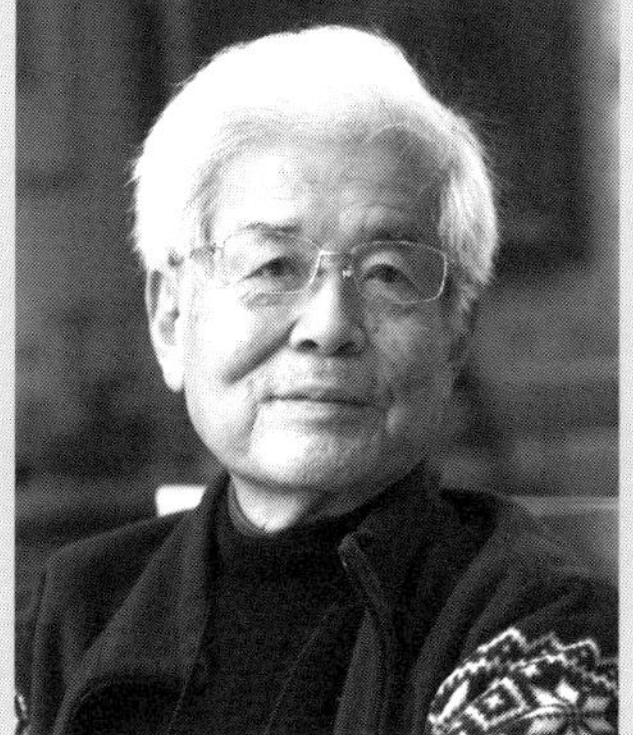

1937年、神奈川県鎌倉市生まれ。医学博士。解剖学者。62年、東京大学医学部卒業後、解剖学教室に入る。95年、東京大学医学部教授を退官し、現在、同大名誉教授。89年『からだの見方』（筑摩書房）でサントリー学芸賞、2003年『バカの壁』（新潮新書）で毎日出版文化賞を受賞。近藤誠との共著『ねこバカいぬバカ』（小学館）、『孟司と誠の健康生活委員会』（文藝春秋）のほか、『ものがわかるということ』（祥伝社）など著書多数。

医療そのものと真摯に対峙した稀有な医師

近藤誠さんはとても体格のいい人でした。初めてお会いしたのは、2012（平成14）年、菊池寛賞を取られた授賞式のときです。ちらりとお顔を見て挨拶しただけですが、背が高く、頑丈な体が印象的でした。

菊池寛賞は、「乳房温存療法のパイオニアで、抗がん剤の毒性、拡大手術の危険性など、がん治療における先駆的な意見をわかりやすく啓蒙してきた功績」というのが受賞理由です。その後、近藤さんは、がん治療にとどまらず、健康や医療そのものに対する論争を日本の医療界に仕掛けました。十分な体力がないと、あのような仕事はできません。

僕は近藤さんと意気投合し、『ねこバカ いぬバカ』（小学館、2015年）、『孟司と誠の健康生活委員会』（文藝春秋、2019年）という2冊の対談本を出しました。

近藤さんの業績の大きな特徴は、海外の論文など、議論のもとになる膨大なデータ、エビデンスをていねいに読み込み、自分なりの結論を出したことです。そこが、非常に評価されるところです。

臨床の研究データを取るのは、多額のお金がかかります。近藤さんには、臨床試験をする組織もお金もなく、自分でデータをとる余裕もありません。そのなかで、独自の手法で医療そのものと真摯《しんし》に対峙した。近藤さんのような人は、なかなかいないでしょう。

詳細は後述しますが、コロナ禍が始まって間もない2020（令和2）年6月、僕は体調の変化を感じて久しぶりに病院に行ったところ、たまたま心筋梗塞《しんきんこうそく》が見つかって入院しました。しかしながら、普段は病院には行かないし、クスリも飲みません。40代から糖尿病ですが、血糖値のコントロールなどしていない。健康診断に反対なのも近藤さんと同じです。近藤さんの言われたことは、僕は「医学の常識」だと思っています。

医者の世界において、近藤さんは〝奇異な人物〟として扱われました。ですが、近藤さんの主張が医学界で通らないほうがおかしい。

近藤さんは20年ものあいだ、ほとんど眠れなかったそうです。私との対談のなかで、「『患者よ、がんと闘うな』という本を書いたり、『乳がんは切らずに治せ』と言ったり、論争を呼ぶようなことをやり始めたら眠れなくなった」と打ち明けてくれました。

あれだけ激しく相手に突っかかれば、体力がいるし、疲れます。感情が入っていますから、カッカしてきて睡眠を妨害します。ストレスで眠れなくなるわけです。

たしかにああいう仕事を続けていたら、長生きはしないでしょう。いかにも急性心不全という亡くなり方でした。

やはり、近藤さんが大きな業績を遺せたのは、頑丈な体の持ち主で、体力があったからこそです。同じ条件に身を置くとしたら、僕はとてもやってられない。近藤さんほど真面目ではありませんし。

何と格闘していたのか、その大元は何なのか

世間一般には、近藤さんの位置づけはなかなか難しいと思いますが、僕は近藤さんの仕事に注目してきました。彼が何と格闘していたのか、その大元は何なのか、僕にはよくわかるような気がします。

日本は、1000年以上続いていた社会システムを、明治維新、そして昭和の終戦で大きく変えました。明治期以来、日本古来の考え方と、突然、海外から日本に入ってきた欧米型の論理がぶつかり、その矛盾を解決しないまま、いまに至っています。

医療もそうです。欧米型の医療の論理と、日本人が受け継いできた身体への向き合い方にはズレがあります。その点、近藤さんは欧米型の論理に通じ、それをうまく使える人物

でした。ですから、本当は欧米型のいまの日本の医療の論理と日本人の習慣がぶつかり合い、ズレ、矛盾、分裂が生じていることをわかっていたはずです。

常識として、医学は自然科学だと思われています。医者自身もそう信じて疑いません。しかし、人の体と向き合うという医療の本質を突き詰めて考えると、医学を自然科学のひとつとしてとらえるのは、どうしても具合が悪いのです。

戦後間もない1949（昭和24）年、日本人として初めて、ノーベル物理学賞を湯川秀樹《ゆかわひでき》さんが受賞しました。それ以降、物理学、化学、医学・生理学賞を中心に、現在まで25人の日本人がノーベル賞を獲得しています。

ただし、国に近い東京大学が欧米化一辺倒だった反面、湯川さんの出身である自由闊達《かったつ》な京都大学の人々は、欧米型の科学、論理と自分の考えのズレを感じていたと思います。ですから、世界的業績であるノーベル賞の成果とは、欧米の科学と日本固有の思考法を、彼らが器用にうまく合わせたから得られたものだったのです。

一方、文科系は言葉を使って研究しています。当然、欧米とは言語が違うので、彼らは明治期という早い段階で、そのズレの存在に気がつきました。なかでも、日本人の感覚と欧米の論理のズレ、分裂を最初に問題にしたのは夏目漱石《なつめそうせき》です。

留学先のロンドンで、漱石は神経衰弱に苦しみました。漱石のなかで西洋文明の個の感覚と、江戸以来の日本の文化的価値観がぶつかり合い、抜け道がなくなってしまったのです。漠然とした不安を抱えるようになった漱石は、最終的に不安に対して個人で向き合うしかないと考え、文学論をやめて小説を書き始めました。

同じ問題意識を持っていたのが、評論家の小林秀雄《こばやしひでお》です。小林秀雄は晩年、『本居宣長《もとおりのりなが》』（新潮社、1977年）を書きました。本居宣長は『古事記伝』で「大和心《やまとごころ》（日本人の昔ながらの考え方）」「漢意《からごころ》（外国＝中国の文化・思想）」という言葉を用いて、日本の生活が海外から来たものに、いかに影響を受けやすいかを論じました。小林秀雄が本居宣長を取り上げたのも、自ら感じていた分裂の不安からくるものだったのでしょう。

その小林秀雄に私淑《ししゅく》していたのが、同じく評論家の山本七平《やまもとしちへい》でした。山本七平は、日本特有の「空気」は「忖度《そんたく》」そのものだとする『「空気」の研究』（文藝春秋、1977年）で有名です。このように、言語、文化と常に向き合う文科系の人たちは、かなり意識的に欧米とのズレを取り上げてきました。

言うまでもなく、日本の社会は欧米型の考えを受け入れています。医療界は言わずもがなです。

しかし、世のなかの問題は、欧米的な理屈で片づくものばかりではありません。欧米型の考え方を徹底しようとすると、日本の空気、価値観とぶつかります。そこで、和洋折衷《せっちゅう》型の思考となる。近藤さんは、そこを突いたのだと思います。

たぶん近藤さんは、そうした和洋折衷の日本の医療界の考え方に、根本的に違和感を持っていたのでしょう。そこから、自分の立ち位置をどこに置くか考えて、矛盾だらけの日本の医療業界へ痛烈な批判を投じたのだと思います。

近藤さんが生きていれば、本音はどこか、もう少し聞けたのに、対談のときには、そこまで話がいきませんでした。返す返すも残念です。

根本を疑うと組織での居心地が悪くなる

最近、エコノミストの藻谷浩介《もたにこうすけ》さんと『日本の進む道』（毎日新聞出版、2023年）という対談本を出しました。「里山資本主義」で知られる藻谷さんは、「平成の大合併」前の約3200市町村すべて歩いて回った人です。日本総合研究所の主席研究員でもあります。

この本で、僕は藻谷さんと日本の成長とは何だったかをテーマに、経済と政治の問題や教育、南海トラフ地震後の生き方など、近未来のあるべき姿を語り合いました。

面白いことに、この藻谷さんと近藤さんの仕事ぶりが似ているのです。藻谷さんは、本当によく現場のデータを見ています。その反面、正統の経済学者からは決して認められていないでしょう。なぜかというと、正統派というのは「和洋折衷主義」だからです。その点でも近藤さんと似ています。

近藤さんは、慶應大学医学部で、定年までずっと講師のままでした。体制に盾突き、ヘンなことをすると、やはり周りからいじめられます。その一方で、若いときに社会に対して何らかもの申そうとするなら、やはり社会的な地位が必要でしょう。慶應の先生だから自分の意見を発信できた、ということもあったはずです。

東京大学の医学部でも、定年まで講師のままだった人がいました。僕がインターンのときに、物療内科にいた高橋晄正《たかはしこうせい》さんです。当時のコンピュータで診断機械をつくっていました。

この機械は、検査値と患者さんの主訴（患者が医者に訴える症状のうちの主要なもの）を入れたら診療名を吐き出すという代物。ところが、なかなか完成しない。「そんなものが完成したら商売上がったり」と、医者が抵抗したのでしょう。誰も高橋さんの後を継がないから、診断機械は日の目を見ませんでした。

僕の場合も似たようなもので、医学部のなかでも解剖学というのは相手にされていません。学生のころ、「解剖学をやる」などと言ったら先輩になんて言われるか。「お前、解剖学なんて杉田玄白《すぎたげんぱく》だろ」で終わり。江戸時代で終わっている。新しいものなんて出てこない。それが解剖学に対する常識だったのです。

また東大時代、英語で論文を書くのをやめました。日本で仕事をしているのに、なぜ英語で書かなければいけないのか。疑問が起きた瞬間に書きたくなくなった。欧米型のシステムのなかでものを書くことに、ものすごく違和感が出てきたのです。論文は英語でないと業績になりません。当然、干されます。

ですから、学生にこう言ったこともあります。

「オレの講義なんか出世の妨げになるから出てくるな。それに、お前らが来ないとうれしい。講義しなくて済むから」

僕みたいな考え方だと、もう東大にはいられません。1995（平成7）年、定年まで3年を残して東大を辞めました。だから、僕には、近藤さんの組織のなかでのつらさや居心地の悪さがよくわかる。この国では、根本を疑うと居心地が悪くなるのです。

世界中で起きている「折り合いがつかない問題」

医療の世界に限らず、世の中には折り合いがつかない問題がいろいろあります。

今朝、テレビをつけたら、憲法の特番をやっていました。いくら条文の文言を吟味しても、日本人は言葉と実態がきっちり対応するという感覚を持っていません。どうしても借り物の思想になじめないのです。

言葉で現実を縛れず、言葉が法を解釈するという、世にも奇妙なロジックになっています。これは、おそらく日本独特のものではないでしょうか。

文章の残し方も、いわゆる理科系と文科系とでは、まったく違います。理科系だと、できるだけその事実に即して書く。一方、文科系は、できるだけ自分の真意を表すように書く。その点、法律の専門家は、できるだけ多様な解釈を許すように書くのです。

日本の敗戦後、アメリカは新憲法で日本を変えられると考えました。アメリカは故郷を捨て、過去を切り捨てた人たちがつくった国です。ですからアメリカ人は、伝統に対して能天気なところがあります。日本人がそれに奇妙に共鳴し、あのような憲法になりました。しかし、本当に、言葉で現実が縛れるのでしょうか。僕はまったくそう思っていません。日本の社会において、どの程度、言葉が現実を規定しているのか。その問題はあまり議論されません。そういう議論を始めると大変なことになるからです。

いま欧米型の思想、あるいはグローバリゼーションが、世界中で問題を起こしています。私は、中国のテレビドラマをよく見ています。その理由のひとつは、歴史上の人物が人間関係をどのように見てきたか、どこで収めたのか、というところから、いまの中国人の考えが浮き上がってくるからです。古代中国でも、いまのような経済と政治との対立があったに違いありません。

中国は、異例の経済的発展を遂げています。伝統的な文化、精神に支えられた国に、欧米型のロジックを取り入れて、果たして本当に折り合うのでしょうか。

中東、そしてロシアによるウクライナ侵攻でも、そのような問題が、はっきりと表面化しています。プーチンが何を考えているのか、どうしたいのかは、僕にはわかりません。

ただ、ロシアの軍事行動が許されないのは当然ですが、ロシア・ウクライナ問題には食料危機などをめぐり、さまざまな利害と権力が微妙に絡み合っているように思われます。

いずれにせよ、中国の問題、ロシアの問題、中東の問題は、すべからく伝統と欧米型のロジックのズレに一因があるのではないでしょうか。固有の文化と、いわゆる普遍化した文化、グローバリゼーションとのぶつかり合いが、そこかしこで噴出しているのがいまの世界なのです。

臨床をやめて解剖医になった理由

話をさかのぼりましょう。

近藤先生の家は医者一家ですが、僕の母も小児科医でした。さらに僕が7歳のころ、僕の異変に気づいた母に東大病院に連れていかれ、そこで一命をとりとめる経験もしています。そこで、医療のありがたみを実感したのです。

その母に医学部への進学を勧められました。時代がどうなろうと、医療の腕があれば仕事があって食べていける。それが関東大震災を経験し、夫を亡くしたなか、戦中、戦後を生き抜いた母の本音だったのです。だから私は医学部に進学し、当時の制度で義務づけられていた1年間のインターンも務めました。

ところが、病院でやっていることと自分の本音がどうしても折り合いません。病院では当然のことながら、いろいろなことが起こります。インターン時代には医療事故が多く、3人ほど亡くなったのを覚えています。

「自分が殺してしまった」という気持ちに、どこまで耐えられるのだろうか。続けていれば当然慣れるのだろうが、こんなことに慣れてもいいのだろうか。そう思い悩みました。

それに、僕はもともと対人関係が苦手です。お世辞が言えないし、患者とどう向かい合っていいのか、正直わからないのです。

臨床の現場では、患者の生き方の何から何まですべてを判断しなくてはいけません。よけいなお世話と言えばその通りですが、日本の文化としては、よけいなお世話という感覚がないはずです。かといって、患者さんと自分を全面的に同一化するわけにもいかない。

その点、鎌倉で開業していた母は上手で、患者を診るだけでなく、患者の相談役にもなっていました。患者は人に話を聞いてもらうだけで安心するものです。母は「白髪にならないと臨床医はできないよ」とも、よく言っていました。

そのため、「年を取ったら臨床ができるかな」とも思っていましたが、やはり臨床医になるのは、僕には根本的に無理でした。患者さん一人ひとりに合った説明をしなくてはいけない。「人を見て法を説く」というのは、思いのほか難しいのです。僕には向いていないのでしょう。

そこで臨床をやめて解剖の道に進むわけですが、実は解剖学のような学問が、いちばん不得意でした。まるで理屈にならない。人間の死体をばらして、目の前に置いて、何を考えたらいいのか。若いときは、本当にそう思いました。

大学院生のとき、最も苦労したのは自ら問題を設定すること。解剖学、とくに基礎医学の解剖になると、人体とは何か、それに対しいったい何をすればいいのか、と考えることから始めます。そして、死体を相手に自分で研究テーマを見つけて、論文を書かなければならなかったのです。

解剖学は、やったことがすべて自分に返ってきます。誰かにやってもらうわけにはいかない。教えてもらうわけにもいかない。自分でやるしかありません。すなわち、解剖学とは自分と格闘すること。僕にとって、まさしく修行でした。

その点、僕が苦手だった臨床のほうが一般的にはラクです。患者さんが、わざわざ問題を抱えてやってくる。それを解決すればいいのですから。

医者にとって「患者はマテリアル」

インターン当時、ある先生が「患者はマテリアルです」と言いました。これは、アメリカの社会だったらピッタリきます。自己責任の国だから、何が起きても責任は自分で引き受ける。その国民性から、いわばひとりでに出てきた考え方には、必然性があります。

しかし日本では、それは通用しません。患者がマテリアル＝物質だとすると、つまりそれは〝人工身体〟です。僕は、東大医学部をやめた当時から、「いまの医者は、頭のなかの人工身体を扱っているだけで、生身の身体を相手にしていない」と言ってきました。

私との対談本『孟司と誠の健康生活委員会』で、近藤さんも次のように述べていました。「がんのことで三年間外来に通って、担当医に一度も顔を見てもらったことがないなんていう人もいる。最近、身体にも触らない医者が出て来ている」

現実の身体と向き合わず、頭のなかにある人工身体ばかり見ていると、生身の体はノイズだらけに見えてきます。

ＡＩがいちばんいい例です。以前、僕が銀行に行って、窓口で手続きをしようとしたら、「養老先生ですよね。何か本人を確認する証明をお持ちですか？」と聞かれました。

この場合、普通は運転免許証を出すのでしょうが、僕は運転免許がありません。「免許証は持ってないんだよ」と銀行の人に言ったところ、「健康保険証でもいいんですけど」と、相手は一向にあきらめない。

「ここは病院ではないだろうに」と困りました。当の本人が目の前にいるのに確認を求めてくる。では、猫が僕の健康保険証をくわえていれば、「養老孟司」になるのでしょうか。

要するに、いまの社会では、コンピュータのシステム上で情報化されていないと、個人として存在しないに等しいのです。そのとき私が感じたのは、本人とは何かということ。システムのなかできちんとデータとして登録されていないと本人ではないのか、ということです。

ＡＩとは、かくも恐ろしいものだと、みんなが知るべきでしょう。しかも、いまのようにＡＩがはやる前から、医療の世界がそうなっていたことは、皆さんご存じの通りです。まさに近藤さんが批判した数値だけを見る医療は、その好例でしょう。

医者にとって患者はマテリアルであり、目の前に患者がいても本人のことは見ません。検査結果のデータ、そこから類推できる要因しか見ていない。そういう意味において、皮肉にも医療は先進分野なのです。

いまの医療は人の命を本気で考えていない

僕の知り合いに、普通の人より背骨の腰椎《ようつい》あたりの骨が1個多い人がいます。背骨は頸《けい》椎《つい》が7つ、胸椎《きょうつい》が12で、腰椎が5つです。そんな複雑な背骨のなかで骨が1個多かったとしても、実際にどこが多いのかなど容易にわかりません。人の体とは、かくも曖昧模糊《あいまいもこ》としています。

血圧もそうです。僕が医者になったとき、血圧は2回測れ、と最初に習いました。患者が病院に来たときは緊張しているから血圧は高めに出て、帰る頃、落ち着いた状態になると低くなります。1日のなかでも、血圧は常に変動しているのです。

高齢者の多くが、血圧が高いからと降圧剤を飲んでいます。ところが、年を取ると血圧が高くなるというのは、血液のめぐりが悪くなっているから、体が自然に調整しているということなのです。それなのに、自分の血圧はいくつだと、決め込んで心配している人ははっきり言ってバカ。人の体もデータも、そういうものなのです。

僕はぺいぺいの医者だったときから、論理的に考えても、検査値などのデータしか見ない診療はやるべきではないと思っていました。理屈としても本来、患者にも医者にも通りません。

デンマークの映画監督、ビレ・アウグストの作品に『リスボンに誘われて』（2013年）という映画があります。

戦前から戦後にかけて、ポルトガルではサラザールという政治家が独裁政権を打ちたて、秘密警察を使って統治していました。主要登場人物のひとりである医者は反政府側です。あるところがある日、彼の診療所の目の前の広場で、秘密警察のトップがテロにあいます。あわてて診療所にかつぎ込まれた仇敵《きゅうてき》を、その医者は治療しました。彼はそれにより、反体制派の仲間から背を向けられる、というエピソードが描かれています。

こうした極限、ギリギリの状況で、自分のすべてをかけて命と向き合う。医療というものは、本来そういうものです。

いまの医学教育には、そういうことをどう判断するか、という考え方の基盤がまったくない。人の命を本気で考えていません。

「実証されなければ科学ではない」と言われますが、そう信じているのは、あくまで、そう信じている人の「脳」なのです。亡くなった上方落語の桂枝雀《かつらしじゃく》師匠のマクラに、こんな話があります。

人間は直立している。それはなぜか。

「ロケットの原理と一緒だ」と思った男がいた。そしてそれを確かめようと、男が立って、前に倒れそうになったら、息を吐き、後ろに倒れそうになったら、息を吸うことにした。男が立って息を止めた。しばらく経ったら、男はたしかにバッタリ倒れた……。まさに、実証の真理を突いています。

心臓手術を受けても変わらなかった僕の考え

僕が、いまでもよく覚えているのは、学生のときに東大医学部第一外科の先生が言っていたことです。

「1週間、体の具合が悪かったら病院に行け」

つまり、普通の風邪のような病気だと、1週間のうちに症状はよくなったり、悪くなったり必ず変わります。それが、1週間経っても、ずっと悪い状態が続くのだったら、病気の可能性が高いから病院に行け、ということです。一般的に1週間あれば、自然治癒力、免疫機能で体は回復します。

ですから、僕はよっぽどのことがなければ、病院には行きません。その僕が病院に行ったのは、２０２０（令和２）年の６月のこと。１年間で15kg以上体重が減り、どうも元気がなくて調子が悪く、何かあるなと、「体の声」に従って病院に行きました。東大病院を受診するのは、実に26年ぶりのことです。

もっとも僕自身、当初はただの健康診断のつもりで病院に行きました。病院の待合室で待機しているあいだ、家族と「帰りには、山の上ホテルで天ぷらでも食べよう」などと話していたほどです。

ところが、お世話になっている中川恵一《なかがわけいいち》医師から思わぬことを言われました。

「先生、心筋梗塞です。ここを動かないでください」

そのまま心臓カテーテル手術を受け、ＩＣＵ（集中治療室）で２日間、その後、一般病棟に移り、２週間近くを過ごしました。

体の不調の原因を特定するため、胸から骨盤までのＣＴ（コンピュータ断層撮影法）を撮りました。そのあいだに、担当してくれた中川医師が、念のためにと調べた心電図と血液の検査の結果を見て、心筋梗塞があると判定してくれたのです。街のクリニックのお医者さんだったら、わからなかったかもしれません。

心筋梗塞とはいえ、とくに心臓に痛みはありませんでした。詰まっていたのは、左冠動脈の末端です。

運がよかったのは、見つかった時期でした。もう少し放っておくと、心臓に血液を送るメインの血管の左冠動脈の主幹部が詰まった可能性が高い。ここが完全に詰まると、心臓の半分に血液を送ることができなくなり、死んでしまいます。

心臓のカテーテル検査後、詰まった血管を広げ、ステントと呼ばれる金属の管を挿入して、再び詰まらないようにする治療を受けました。

こうして、僕は病院から生きて帰ってきました。

では、入院して、僕の医療に対する考え方が変わったのか。実は、まったく変わりません。「身体の声」に耳を傾けながら、具合が悪ければ医療にかかわればいいし、そうでないときは、医療と距離を置いて生きればいい。

僕がよく言うことですが、がんの手術をしたから治ったのではない。手術をしたあとに体が勝手に治っている。抗生物質を飲むのも同じです。

近藤さんも対談で「抗生物質はあくまでも免疫システムのお手伝い」と言っていました。

病気が治るのは、自分が勝手に直していること。まして、クスリ1個でややこしい人間の体が何とかなるわけないのです。

人間の体は、マテリアルではありません。根本的に、理屈でどうこうできるものではないのです。

医者は患者が勝手に治ると気に入らない

僕が面白いと思って推薦している本に、『土を育てる 自然をよみがえらせる土壌革命』（NHK出版、2022年）という1冊があります。著者は、ゲイブ・ブラウンという人で、アメリカのノースダコタ州で農場・牧場を営み、リジェネラティブ（環境再生型農業）の第一人者だそうです。

彼が実践しているのは、不耕起《ふこうき》の栽培、つまり、できるだけ自然に従って土を耕さない農業。もちろん、化学肥料をやらない、除草剤をまかない、殺虫剤も使いません。この自然農法を5、6年続けているうちに、実際に採算が取れ、近所の農家と競争できるようになったそうです。

僕がすごいなと気に入っているのは、この本の口絵にある、じゃがいもを栽培する写真です。土の表面に、種いもをごろりと並べ、埋めることをせず、その上にちょっと牧草の干し草をかぶせて終わり。その状態で放っておくのです。そして、収穫の時期に干し草をめくると、下には立派なじゃがいもが育っている。

そのやり方だと土のなかに菌類が戻ってきて、土が炭素を含む状態になります。すると、土が塊《かたまり》になってネトネトしてくる。そうではない近所の土はパラパラなわけです。

菌類がそうして繁殖してくると、ミミズも出てきて、やっと土が生きてくる。こうして土を育てて、放っておいてもじゃがいもが育つ環境ができるのです。自然農法は難しくて採算が取れないなどとよく言われますが、著者はアメリカ人だからか、きちんと経済的に儲かるやり方にしています。

何もしていないのに、じゃがいもが勝手に育つということを、農家の人は認めたがりません。やはり額に汗して一生懸命に耕した結果、立派なじゃがいもが収穫できました、ということでないと気分が悪いのです。

これは、医者もまったく一緒。医者は患者が勝手に治ると気に入らないのです。

人間の体も自然の一部です。自然とはそういうもので、あちこちいじりまわしては、よけいに具合が悪くなる。人間は奇妙に脳が大きくなったので、自分が何かをしたら物事がよくなると思い込んでいる。そうでないと嫌なのです。

本当に病気でヨレヨレになったときほど、医者ぐらい頼りになるものはありません。問題は、医者が何もする必要がないピンピンしている人を放っておかず、どうにかしようとしていること。この点において、医者が病気をつくるムダな健康診断や検査、クスリの出しすぎなど、近藤さんとは、まったく意見が一致しました。

もともと日本人は放っておくのが苦手です。子どもの教育が、その典型です。子どもを下手にいじるので、子どもが迷惑しています。

社会においても、たとえば「働き方改革」というのは働くことが前提になっている。働かないという選択肢がありません。

みんな朝から晩まで仕事をしていますが、もういいかげんに、やめてもいいのです。本当に働かなくてはいけないのか、という疑問がなかなか出てきません。

日本という国は、国民全員が昼寝をしていても、当分食べられると思います。けれども「これだけ生産力があって、いままでお金も貯めてきたのだから、もう寝ていてもいいよ」

とは誰も言いません。

でも、「毎日なんか働けるか」というのが僕の心情です。医療を含めて、力を抜いて無理をせず、自然に任せる。不耕起の農業にならい、さまざまなことを放っておいてもいいのではないでしょうか。

犬派の近藤さんと猫派の僕の違い

その点、猫は気楽です。

猫というのは、見ていると、その日1日、いちばん居心地のいいところに行って寝ています。犬みたいに散歩に連れていけなどと、人に要求しません。人に近づくのは、腹が減ったときだけです。自然に生きるのは、猫に学べばいいのです。

前に述べたように、僕は近藤さんとお互いに飼っている猫、犬を通じて長生き、医療といったことを語り合う『ねこバカ いぬバカ』という対談本を出しています。

僕は、テレビなどでも取り上げられ有名になった「まる」という名の猫、近藤さんは「ボビー」という犬を飼っていました。僕から見ると、犬というのは社会性のある動物です。ですから、私のような社会性のない人間、人づき合いが苦手だという人にとっては猫のほうがいいのでしょう。

その反面、近藤さんはまさに犬派です。犬に社会性があるように、近藤さんも社会に対して常にもの申し続けました。猫は自分と関係ないと思ったら知らんぷり。そういうところが猫のいいところだと思います。僕なんかも、社会に文句を言うのは「面倒くさい」と思って何も言いませんでしたから。

そうした猫の生き方こそが自然だと僕は思います。僕は「猫はものさし」と言ってきました。それで測ると犬は人間に近すぎると思います。

また、僕と近藤さんでは10歳違います。犬派、猫派とそうした世代の違いも、社会のかかわり方に表れていたのでしょう。僕は社会的な問題にはかかわらないし、かかわりたくもないと思っていました。僕たちの世代は「個人主義」と言われていたのです。

医療界とのかかわり方もそう。考え方はほぼ一緒なのですが、だからといって「医者の社会に向かって異議申し立てしたってしょうがないだろう」「ほかの連中が何を考えているか、いちいち分析して何になる」と本音の部分では思っていました。もちろん、口に出して言いはしませんでしたが。

僕はそういう社会問題にかかわり合いになりそうになったら、こう考えて一歩引いていました。「オレは世直しのために生まれてきたわけじゃないんだ」と。世の中変わるときはガラッと変わる。1945（昭和20）年8月15日の終戦を知っています。そのとき日本は本当に一変しましたから。

AIよりも大切にすべき「80億個の脳」

話を現在に戻しましょう。

いま、いわゆる普遍的なものを探そうという考え方が袋小路《ふくろこうじ》に入っています。

ここ200年、産業革命以来、いわゆる欧米型の近代思想で世界は動いてきました。一見成功したように思えるので、それでいいという常識になってしまったのです。ところが現在、その裏面が「環境問題」という形で表出しています。

イギリスの昆虫学者、デイブ・グールソンが書いた『サイレント・アース 昆虫たちの「沈黙の春」』（NHK出版、2022年）によると、1970年から約50年のあいだに、75%以上もの昆虫がいなくなったといいます。

虫好きの人は、ほぼ誰でも虫が減ったことを実感しています。虫好きが集まって話をする話題の半分以上は、虫がいなくなった、という嘆きです。すべての虫は絶滅危惧種であると言っても過言ではありません。

日本社会における少子化や人口減少も、ひょっとすると昆虫と同じ現象かもしれません。生物が生きにくくなったのです。

僕はいつも「ああすれば、こうなる」と言っています。「ああすれば、こうなる」で動く世界は、「理性の世界」であり「意識の世界」です。

現状の状況を把握して、そこから予測して先行きを考える。人の意識は、このようにシミュレーションをするわけです。これですべてクリアしていこうとする。

たとえば、何時何分の電車に乗り、予定通りに目的地に着こうとする、というようなものです。

ところが、そのように、ある目標を定めて、それに合うように条件を整えていくという考え方が、もはや成り立たなくなっているのではないか。そうしたやり方で片づくような問題は、すでに全部片づいてしまったのではないか、ということです。

いま世界で問題になっているのは、自然を相手にした環境破壊や、生身の人間による戦争です。そして、たとえば地球温暖化の対策は、世界の各国が二酸化炭素の排出量を減らせば、地球は救われるという「ああすれば、こうなる」の考えでやっています。

しかし、本当にそうなのでしょうか。二酸化炭素を減らしさえすれば、地球は大丈夫なのでしょうか。

実際のところ、環境問題も昆虫が減っているという問題も、どうやって解決していいのかまったくわかりません。無論、ＡＩ、つまり人工知能が解決してくれるというのもあり得ないでしょう。

そもそも人工知能といっても、世界には人口分、80億個の脳があります。それなのに、なぜ、わざわざ人工知能をつくる必要があるのか。どうしてコンピュータ代わりに、80億個の脳を活用しようと考えないのか。そこが僕には不思議でなりません。

このように、欧米型の近代思想には限界が訪れました。その次に来るのは、自然に従う先述の「不耕起」の思想だと僕は思います。

日本の「自然」という言葉は、ヨーロッパの「自然」と対応しません。日本人にとっての自然とは「自《おの》ずから然《しか》り」ということです。「人の力を加えなくても、勝手に物事はあるべき方向に向かう。それでいい」という考えこそが、重要になってくるのではないでしようか。

いま起きていることは過去からの必然

島根県や高知県の人口密度は、ヨーロッパの国の平均ぐらいだそうです。先に紹介したエコノミストの藻谷浩介さんから初めて聞きました。

ご存じのように、島根県や高知県は日本で過疎だといわれています。ところが、その人口密度は、ヨーロッパの国と同じなのです。つまり、日本がいかに過密かということがわかります。

日本では、狭いところにぎゅうぎゅうに人が詰まっています。こうした環境と日本社会の特徴には、関係があるでしょう。

日本人の忖度や人の迷惑かけたくないという気質、できるだけ相手の感情や反応を予測して、あらかじめ手を打つ、根回しする、といった行為は、小さな国土に人が多いがゆえに生まれたのかもしれません。

これまで、そういうものを古臭いとか、過去の因習だといっては潰してきました。

しかし、いま起きていることは、過去からの必然です。歴史的にも物事は複雑であり、単純な因果関係では成り立っていません。

生物学の世界で言うと、京都大学の故・今西錦司《いまにしきんじ》教授の「今西進化論」がそうです。今西進化論は「進化はなるべくしてなる」「変わるべくして生物は変わる」という、いわば豪快な進化論。いま生き残った生物はすべて「選択」された生物であり、どういった生物が「なぜ選択されなかったか」を誰も論証できないと言います。日本流の考え方とも言えるでしょう。

つねづね僕は、「戦争の反省なんかしない」と言っています。日本が戦争になって、そして敗戦したのは歴史の必然であって、反省してもしょうがありません。

終戦のとき、僕は小学校2年生で、それまで使っていた教科書にベッタリ墨を塗りました。70年以上前のことは、それこそ朝日新聞でも読んでみればいい。いまとは、まったく違う常識を基にした記事が掲載されています。

「しょせん世のなか、どう変わるかわかったものではない」

そのように、子どものころから思っていました。

自分の死ぬところに注文をつけてはいけない

2022（令和4）年8月に亡くなられた近藤誠さんが最後に執筆した本が、『「健康不安」に殺されるな』（ビジネス社、2023年）でした。

日本人の7割は、自分が健康でないと思っているそうです。OECD（経済協力開発機構）の調査（2013年発表）によると、自分が健康だと思っている人は3割くらいで、OECD34カ国中最下位です。

体は人工物ではないから、本当はコントロールできません。それでも頭で何とかしようとするのが人間です。70歳や80歳にもなって健康でいたいというのは、正直みっともない。もう手遅れです。健康なわけがありません。

下手にクスリを飲んだりしていじくるのではなく、素直に自分の体に任せておけばいいのです。血圧が高くても、高血圧の基準がどこにあるのかわかりません。高血圧の根拠がわからないのです。統計で「これが血圧の正常値ですよ」と言われたところで、自分に当てはまる保証などありません。

また、大して調子が悪くなくても、すぐに医者に行くような風潮は、患者の側の不安によるものです。何かをしなければ不安になる。この不安は、誰もが持っている現代の病気です。近藤さんの『「健康不安」に殺されるな』も、そこを突いたのでしょう。

この本は、もともと免疫をテーマにスタートした本だと聞きます。免疫は大変です。僕は触りたくもありません。要するに、人間の体の世界は網の目のように複雑だと、よくいわれる典型が免疫システムなのです。単純に考えても、なかなかよく理解できません。医学の世界でも、いちばん最後にわかってきたのが免疫の分野でした。

人はいつ、どこで死ぬのかわかりません。東南海の地震にあって死んでしまうかもしれないし、虫を採集していたら崖から落ちて亡くなってしまうこともあるでしょう。あるいは、森のなかで蛇に嚙まれてしまうかもしれない……。

近藤さんは、常々「どうせ死ぬならがんにかかり、家で死ぬのがいちばんいい」と言っていました。でも、近藤さん自身もそうですが、なかなかそうはうまくいかないのが人間です。自分の死ぬところに注文をつけてはいけません。

死んだら意識がないので、そのときの状況など知ったことではありません。一人称の死、「私」の死です。死んだときには私はいないのだから、実際にはないのと同じです。

一方で現実を見れば、死は二人称の死で、「あなた」、つまり知っている人の死です。これだけは無視することができません。身内とか、周りの人に必ず影響を与えますから。ですから、僕はどこか危ないところに行くときは、必ず誰かと一緒に行きます。山に行くときも、ひとりでは行きません。事故死すると、周りの人が迷惑するだけですから、それはやはり考えます。

でも、本来的に自分の最期に関してじたばたしても、どうしようもない。これだけは確かなことだと思います。

第3章

僕が「闘う医師」になった本当の理由

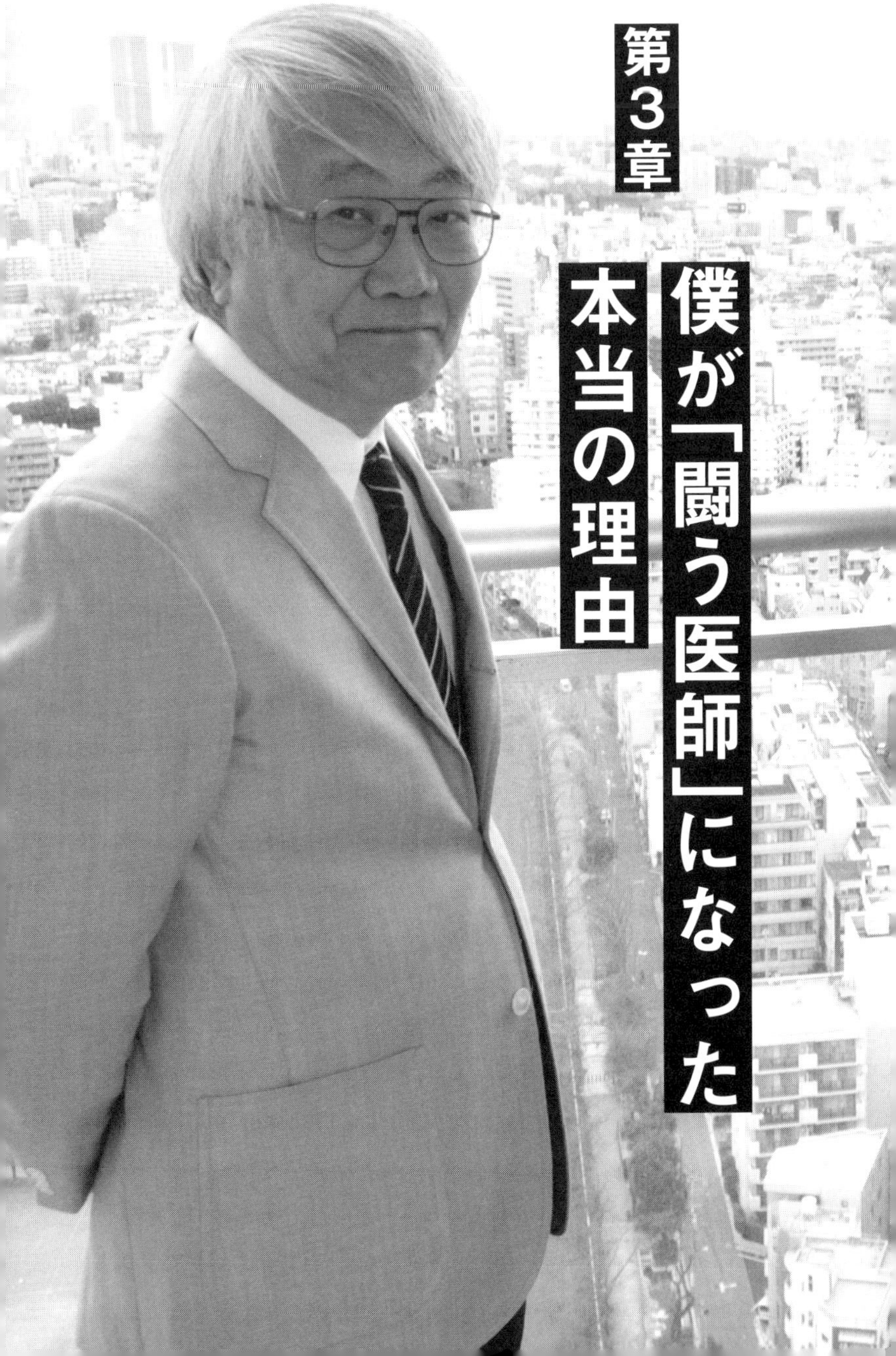

僕が生まれた近藤家

ここまで述べてきたように、僕は医師になってから、ずっと闘い続けてきました。では最後に、そもそも、なぜ僕が医師になったのか。いわば、「医療不信」と闘う〝前夜〟について簡単に振り返っていきましょう。

僕は1948（昭和23）年、東京中野区の野方《のがた》で生まれました。姉ふたりは満州《まんしゅう》生まれ。2歳下の弟は静岡県の伊東で生まれています。

親父・宏《ひろし》は群馬出身で満州医大を出て、小児科の助教授をしていました。その弟・宏二《こうじ》は東大医学部に入り、戦後、NHKの「ラジオドクター」として名を成した人。母親（僕にとっては祖母）のことが大好きで、『母よ百まで生きて』という本まで出版しています。

祖母は1983（昭和58）年に死去しました。行年100歳。みごと、「百まで」元気に生きたのです。同年、100歳以上の日本人はたった1300人でした。

僕はそこから、ふたつの教訓を得ました。

ひとつは、近親者が本人の長寿を願うと天もそれに味方して、長寿が達成されやすくなるのではないか。もうひとつは、祖母はたしかに100歳まで生きた。でも、それで終わりでした。「100まで」というように時期を区切ると、かえって足かせになって、それを超えては生きられなくなるのではないか……。

祖母は、夫に死なれて60歳からお茶とお花を習い、自分で教え始めて、90歳を過ぎてもお弟子さんが20人いました。「自分で働いて、自分で生活して、子どもたちからはビタ一文もらわない」のが誇りで、生涯ひとり暮らしを続けました。この気概が、100歳までボケずに生きた秘訣だと思います。

親父の末の弟・正二《しょうじ》も東大を出て、すごく真面目な人。在学中に中野区議になり、将来は都議だ、国会議員だと自他ともに期待していたと思いますが一生、区議で終わりました。

そして親父もやっぱり堅物で、母とは見合い結婚。戦前のことで、一度も会わずに母が満州に渡ったと聞いています。

娘がふたり生まれたところで親父は戦争にとられて、軍医として南方を転々。「地獄のニューギニア戦線」の東部、ラバウルで敗戦を迎えました。

戦後、みんなが食い詰めた時代

満州事変に始まり太平洋戦争に発展して、1945(昭和20)年の敗戦まで続いた「十五年戦争」。

この間、最前線の「下級軍医」がたくさん必要になり、のちに日本国内に医師がひしめくことになります。親父の世代には、国は医師の養成に6~8年かけて毎年約2000人の医師が生まれていました。それではまったく追いつかなくなり、1年や2年の短期教育で軍医を〝促成栽培〟するようになった。最後は半年ぐらいで戦場に送っていたようです。戦後、海外から引き揚げた軍医は推定3万人。医師免許はもらえても勤め先がなかった。すると、開業するしかないから全国に開業医があふれて、みんな食い詰めました。

親父もちょっと抑留されて、戦後1年で帰国。野方で「内科・小児科」の看板を掲げて開業したものの、うまくいかなかった。女の子が生まれましたが、栄養失調と赤痢《せきり》ですぐ死に、そのあと僕が生まれました。だから、存命の姉たちとは年が8歳以上離れています。

僕が2歳のとき、親父は伊東《いとう》で新規まき直し。古い旅館を借りて開業しました。弟が生まれて、でもやっぱり食えなくて、また東京へ。今度は、上板橋《かみいたばし》の駅近くに300坪の土地を借りて、自宅兼診療所を建てた。ここでようやく少しずつ、生活が落ち着きました。

親父はとても優しい人だったそうです。でも、戦争で地獄を見たせいか人格が変わって、気難しくなって帰ってきました。娘たちには手をあげるし、夫婦げんかも絶えなかった。原因は些細《ささい》なことだったと思うのですが、父が手を振り上げると、母は防ごうとするから刃物が出てきちゃったり。実際に刺した場面はありませんでしたが、あれは怖かった。物陰から震えながら見ていました。僕が幼稚園児か小学校に入りたての頃です。

ここは差別なんだけど、男の子に対しては、親父はまったくそんなことはしなかった。僕と弟は大事にされて育って、叱られた記憶がありません。

開業医の生活が安定したのは１９６１（昭和36）年の「国民皆保険制度」スタート以降。それまでは国民の３人に１人、３０００万人が公的医療保険に未加入で、お金もなくて、「初めての受診は死亡診断書を書いてもらうとき」というのが、ありふれた話でした。

それが皆保険で医療費がほぼ３割負担に。誰もが、軽い風邪でも健康保険証を握りしめて病院に駆け込むようになった。１９７３（昭和48）年からの10年は70歳以上の老人医療費が無料になったこともあり、病院のハシゴが老人たちの日課みたいになっていきました。

九九も覚えられなかった小学生

僕の少年時代、昭和20年代の話に戻ります。

いま上板橋駅の周りはビルだらけですが、当時はちょっと奥に入ると、ずうっと雑木林。どの家も汲《く》み取り便所で、肥桶《こえおけ》を荷台に積んだ馬車が自宅の前を行き来していました。肥（糞尿）を畑にまくから寄生虫が作物について、口から人体に入って、たいていの日本人のからだのなかに、回虫やぎょう虫がいた時代です。

上水道の普及率もまだ20％台。うちの裏庭には、新しく掘った井戸がありました。

僕は毎日、近所の悪ガキたちと野山を駆け回っていました。ただ古くからの住人はほぼ貧しかったから、比較の問題で僕は「いいところのお坊ちゃん」と見られて、仲良くしてもらえるときもあるけど、目の敵《かたき》にされることも多かった。

それで親が心配して、小学校はまず家から歩いて20分の私立、淑徳《しゅくとく》学園に入りました。ただそこは、中学からは女子校だったので親がまた考えて、2年生で越境入学。お隣りの豊島区立目白小学校に放り込まれました。「目の前は学習院だし、比較的よさそうだ」と親は思ったようです。目白も下町で、実際にはいろんな子がいたのですが。

僕は、東武東上線と山手線を乗り継いで電車通学していました。いまよりすごい混みようで、押し合いへし合いで窓ガラスが割れたりしていた。「ちっこい子が、ひとりで満員電車に揺られてる」というので、車掌さんが車掌室に入れてくれたこともあります。電車が空いている朝早くに登校し始めると、ほかにも越境入学の子が何人かいて、用務員さんが裏門を開けてくれていました。

「なんでこんな遠くの学校に？」とは、とくに思わなかった。地元の学校はガラが悪いとか、卒業式に教師が殴られるという話を聞いていたせいかもしれません。

勉強はかけ算九九もまともに覚えられず、母や姉たちに「この子、バカなんじゃないの？」と言われていました。なにしろ、覚えようという気がまったくなかった。学校から帰ってランドセルを置くと外に駆けだして、遊びほうけていました。

僕が変わったのは、慶應病院の産婦人科の若い医者が週1回、親父の手伝いに来るようになってから。ヒマだから勉強を見てくれたりして、人柄もいい人で、僕もなつきました。

小学5年生のときには慶應大学の三田祭《みたさい》にも連れて行ってもらった。慶應義塾を創立した福澤諭吉《ふくざわゆきち》の自叙伝『福翁自伝《ふくおうじでん》』も勧められて読みました。福澤が門下生に託した建学の精神「独立自尊」＝自分で考え、自分で判断し、自分の責任で決定する。自分で動く。これにしびれました。

思えば、慶應病院でも、セカンドオピニオン外来でも、僕は患者さんに常にいくつかの選択肢を示し、「ご自身でよく考えて、最後は自分で決めてください」と伝えてきました。これも独立自尊の勧め。一生の指針になったわけです。

僕は、福澤諭吉への憧れから「慶應に行きたい」と思い、自分から勉強するようになった。もともと読書は好きで『少年少女文学全集』や、少年向けの理科・歴史の本をよく読んでいました。6年生になると大手進学塾に通い、家庭教師もついて、しっかり受験勉強。

第一志望の伝統ある男子校、慶應普通部は落ちて、新設の共学校、慶應中等部に合格しました。新しい学校なので先生方も若く、共学で和気あいあいでした。結果的に中等部時代はとても楽しかった。

僕はますます慶應が好きになりました。

「大きくなったら医者になって、オレの跡を継げ」

ところで産婦人科の医者が、なぜうちでアルバイトしていたか。親父が、上板橋で開業するとき「小児科と内科だけでなく、産科・婦人科をやろう」と考えたからです。

戦後のベビーブームの一方で優生保護法（〝不良な子孫の出生防止〟〝母体保護〟をうたう法律。遺伝性の障害者などを対象に不妊手術や人工妊娠中絶を行い、一般女性の中絶や受胎調節も公認された）ができて、中絶もすごく増えていました。それで、親父は週に何回か順天堂大学に通って、不妊手術や人工妊娠中絶手術ができる、「母体保護法指定医師」の資格を取ったのです。

一方、開業医の家で出産する妊婦さんもいて、うちでもたまに産声が聞こえていました。親父は性病科と泌尿器科もやっていました。当時の開業医はみんなそうやって、いろいろな看板を出していました。

ただ、年寄りの病気の話は聞いたことがなかった。日本人の１９５５（昭和30）年の平均寿命は、男女ともまだ60歳代。年寄りがあまりいなかったのです。

たまに僕は、クスリを包む手伝いをしました。すり鉢に煎じ薬みたいなのを入れて、すりこぎで混ぜて一包ずつつくる。医者が出すと小麦粉でも効いた気になる、プラセボ効果はあったでしょう。それでよかった。いまのクスリは害が大きすぎます。

開業医がやっていた検査も、「血沈《けっちん》」（赤血球が試薬のなかを沈んでいく速さで結核、リウマチなどの病気を診断）程度でした。

親父は南方医学の経験から、血液を顕微鏡で見て「変なものがおる」とか、おしっこを出させて「白血球が多い」「細菌がいる」って、ちょっと高度なこともやっていました。だから、勉強熱心なほうだったと思います。ただ、当時いちばん読まれていた医学雑誌『日本医事新報』が毎週、送られてくるのに、ただ積み重ねてあって、読んだ形跡ゼロ。「これ、いらないじゃんよ」って言うと、「いや、読んでる」って怒っていたけど。あれはみっともないなと思って、僕はいま取っている『The New England Journal of Medicine』（世界で最も権威ある医学雑誌のひとつ）を、毎週ちゃんと読むことにしています。

親父は患者思いで、嵐の夜にも往診に出ていました。融通はきかないけど人望はあったのか、板橋区の医師会長も務めました。尊敬すべき面はありました。

ただ、小学生のときから親父に、「大きくなったら医者になって、オレの跡を継げ」と言われ続けて、それがイヤでイヤで。開業医は毎日うちにいて面白くなさそうだし、コンピュータのない時代で、保険請求の計算も大変そうで。それに僕は注射が大嫌いでした。

生まれて初めて浮かんだ注射への疑問

医療との関係で言うと、主に反面教師としての親父の影響がいろいろ浮かびます。

僕のいちばん古い記憶は、「イヤだ、イヤだよう」って泣き叫んでいる自分。薄暗い部屋のなかで布団にじっとさせられ、母から押さえつけられていました。点滴のために。

そして親父から太ももに針を刺されて「痛いよう」ってまた大泣き。その後も痛みは引かない。でも「針が刺さったら動いてはいけない」ことを知っていて、観念して、ずっと心のなかで泣いていました。

あとで聞いたら、当時2〜3歳だったようです。幼児は静脈が細くて探しにくいから、皮下に針を刺して、点滴液が血管内に自然に吸収されるまで寝かせていたそうです。だからあんなに痛くて、時間がかかって、太ももがぷっくり腫れていたんだ。

そんなわけで僕は心底、注射と点滴を恐れていたけど、ひ弱だったから悲劇でした。

当時の医者は、幼児の風邪にも上腕、太もも、お尻などに、抗生物質や解熱鎮痛剤を、大量に注射していました。親父も、熱が出ても下痢をしても注射。症状がちょっと重いと点滴。年中、親に取り押さえられ、針を刺される無力感、絶望感を思い出すと、いまも胸が苦しくなります。

小学生のときは、注射のせいで歩けなくなりました。急に高熱が出て、何日も下がらなかった。すると、親父は血液を顕微鏡で見て「何かいるぞ。これはマラリアだ」。

それから抗菌薬を3週間、太ももに朝晩打たれ続けて、これが痛くて。ワクチンと同じで、不純物が入っていると痛い。その抗菌薬には、溶解剤などが入っていたはずです。

やがて足が曲がらなくなり、便所にも這《は》って行くようになりました。原因は太ももへの筋肉注射の打ちすぎ。高度成長期に「幼児が奇病　歩行困難。風邪の注射が原因か」などと報じられた「大腿四頭筋拘縮症《だいたいしとうきんこうしゅくしょう》（太もも前面の筋肉が硬くなり、歩けなくなる病気）」を、1950年代に早々と経験したことになります。

大腿四頭筋拘縮症は、注射のしすぎや注射液の影響で筋肉が破壊されて縮み、関節が動かなくなる。膝の変形が治らない子もいます。全国の児童約3600人が発症して社会問題になり、集団医療訴訟が起きました。1976（昭和51）年に「小児にはできる限り注射を避ける」よう日本小児科学会が提言して、児童への注射は激減しました。僕は運が悪ければ、いまも足を引きずっていたかもしれない。危なかった。

あのとき「こんな注射、必要なのか？」と、心の片隅で思っていた気がします。中学か高校で体調を崩したときは大病院に行かされ、胃のレントゲンを撮られて「これけっこう被ばくしてるよな。こんなこと必要なのか？」と、思った記憶があります。

それでも、医療を疑うことはなかった。小学校高学年のとき、インフルエンザが大流行して「死者がたくさん出そうだ」と世間は騒然。学校でもみんな、本気で心配していました。早々とワクチンを打ってもらっていた僕は、級友を10人うちに連れてきて、父に「予防注射して」。父が何も言わず全員にワクチンを打ってくれたので、鼻高々でした。

ずっとあとの話になりますが、自分も医学の道を志し、学生結婚して子どもが生まれると、ご多分にもれず、わが子が熱を出すと大あわて。解熱剤のアスピリンの座薬を、よくお尻に入れていました。一刻も早く熱を下げてやりたくて。

医療の危険性に気づいたのは、医者になってからです。小児医療だけ見ても、多くの子どもがワクチンや解熱剤の副作用で脳に障害を受けて、一夜にして急性脳症になったり、亡くなったりしていた。背筋が寒くなりました。いままで自分はなんと無知だったのか。「なんとかして医療から恩恵だけを得て、危険を避けられる方法を見つけたい。苦しむだけの治療や悲惨な医療死を、ひとつでも減らしたい」というのが、僕の悲願になりました。

アメリカでは1970年代に、薬害が疑われる子どもの脳症が多発し、80年代前半に、「子どもがインフルエンザで高熱を出したとき、アスピリンで熱を下げると、脳症がおきる危険が高い」と発表されました。そして、アスピリンとは効き方の異なる解熱剤にシフトした結果、脳症が激減した歴史があります。

「しょうがない。医者になるか」

時代が前後しますが、中学生以降の勉強と進路の話をします。慶應中等部ではしばらく「勉強しなければ」という思いが空回りして、1、2年の成績は下位でした。徹夜で試験勉強するつもりが、ラジオの深夜放送に熱中して、昼間は寝ていたり。

3年生になって「これじゃだめだ」と、ちゃんと寝るようにしました。勉強のやり方も、「あ、そうか。教科書を覚えてしまえばいいんだ」と気づいたら苦手な英語もできるようになり、成績が急上昇。そして慶應高校へ。中等部と普通部から男子生徒が来る。受験で入ったのが来る。18クラス、A組からR組まで、1学年だけで900人の大所帯でした。

男子校の雰囲気は硬く感じられましたが、クラブ活動を満喫しました。中等部では地理クラブをすぐやめて柔道を1年。あと2年は弓（弓道）をやりました。

高校ではマンドリンクラブでギターを担当。1年で「才能ないな」と思っていたら誘いがあって、コントラバスに転向しました。これはぴったりきたけど、練習がほぼ毎日あり、家に帰ってもまた練習。でも、試験勉強はちゃんとやろうと、心に決めていました。

入学の前の年、不祥事がありました。普通部は下から上がってくる遊び人のボンボンが多い。その連中が慶應高校に入って暴行や賭け麻雀をやり、処分者が大量に出ていました。それがなぜか、R組に多かった。僕が入ったのもR組。「ゲンが悪いな。ぼやぼやしていると落とされるぞ」と思って、勉強のやり方を考えました。

クラブ活動は目いっぱいやる。だから予習も復習もしない代わり、授業はしっかり聞く。そして中間・期末試験前の2週間は、予定を立ててきっちり勉強。この方法を実行したら、成績が一気に上がって900人中、上位10位以内に入りました。それが3年間続いたので、大学は医学部を含めて、好きな学部に行けることになりました。

どの学部に進むか。これは迷いました。親父は開業医として医院を開き、生計を立てているわけです。家で「お金に困った」という話は聞いたことがなく、子ども4人を全員、私立に通わせてくれている。うちが貧乏じゃない、というのは大きな安心です。一方で、「開業医の暮らしはカゴの鳥みたいで、面白くなさそうだ」という思いも強かった。

しかし、理工学部に進むと将来は会社員。一般のサラリーマンは僕には無理です。頭の下げ方を知らないから。開業医は小さいながらも一国一城のあるじ。親父が仕事関係で人におじぎする姿を、見たことがありませんでした。目上の人への接し方のような社会で役立ちそうな話も、うちのお茶の間で聞いたことがなかった。

東大法学部に入って役人を目指すか。しかし、これもあまり面白そうじゃない。

それに、自由で独立した「独立自尊」の人間であるためには、手に職がいります。医者なら我を通してはみ出ても、イヤだけど最後は「開業医」という逃げ場があります。「しょうがない。医者になるか」。ほかに務まりそうな仕事がない、という消極的な動機で進路を決めました。高校卒業時点では「患者さんのために」とか「命を救いたい」という使命感は、まったく頭にありませんでした。

人生で大切なことはボート部で学んだ

そんな考えだから、医学部に入っての最大の関心事はクラブ活動。伝統ある「慶應義塾ワグネル・ソサイエティー・オーケストラ」に誘われましたが、大学ではからだを鍛えて筋肉をつけたかった。僕は背は高いけどひょろひょろで、ちょっと虚弱だったので。

ここは飛躍なのですが「どうせやるなら」と、いちばん厳しいボート部に入りました。なにしろ医学部のクラブなのに体育会認定。練習のキツさは想像を絶していました。陸上トレーニングが土曜日も含めて週3日、昼休みのトレーニングが週2日。日曜日は川でレガッタ（競技会）。練習がないのは月曜日だけです。埼玉の戸田ボートコースでの合宿も、年間100日もありました。

朝、暗いうちに叩き起こされ、朝練のあとボートを2時間、精魂つきはてるまで漕《こ》がされる。まるで奴隷船。そのあとは、鉄棒や数十キロのバーベルを使った筋トレです。1年生のときは、ふらつきながらバーベルを上げてひっくり返り、両手首を捻挫《ねんざ》。1週間ほど、トイレで大きいほうをするたび母を呼んで、お尻を拭いてもらう体《てい》たらくでした。

授業のある日は合宿所から大学に行き、夕方また戻って練習。授業に出ないで合宿所で眠りこけていることも、よくありました。勉強はどんどんあと回しになり、前の年は1～2年生のボート部員6人中4人が落第。2年生なのに医学部5年目の上級生もいました。

医学部は勉強を怠けるとすぐ落第してしまう。「いやいや、大変なところに入ったなあ。じゃあ、しっかり勉強しよう」と、僕は逆に気合いが入りました。

一生の教訓も、いくつも得ました。まずボート競技は、筋力だけではダメ。究極的には精神鍛錬の場です。自分をコントロールする、不屈の意志力、精神力がいります。

また、うしろ向きに漕ぐからゴールが見えません。コックス（舵取り）が「イージー・オール（漕ぎ方やめ）」と言うまで、力を抜くことを許されない。

「不屈」と「声がかかるまで、自分からやめてはいけないことがある」。のちにがん専門医たちと論争したとき、この教訓がとても役立ちました。

僕はいまも、「何かひと言書いてほしい」と言われると「不屈」と書きます。

そしてボートはチーム競技だから、全員の技術と気持ちがひとつでないと勝てません。タイミングのずれたオールは、ブレーキと同じ。

東大医学部に9連勝していた定期戦で、たったひとりの練習不足のために惨敗《ざんぱい》したことがあります。最初は「あいつのせいだ」と恨《うら》みました。

でも、そこで気づいたのです。

「チームプレーは全員の心がそろえば、10の力が20にも30にもなる。しかし、そろわなければ6にも4にも落ちてしまう。それがイヤなら、ひとりでやるしかない」

のちに、がん治療の問題点を発信していくとき、この教訓が生きました。もし医者仲間を募ってやっていたら、仲間の発言や行動に、いつもピリピリしていたでしょう。

僕は40年、ひとりで発言・行動し、結果もすべて自分の責任で引き受けてきました。徒党を組まない。これは一見大変に見えて、実は心の平静を保つ大きな秘訣です。

ボート以外に少し文化的なこともやりたくなり、茶道部にも入りました。お茶のお点前《てまえ》から学んだのは「体の動かし方や手の運びは合理的であるほど美しく、しかも失敗しにくい」ということ。医者になって採血や点滴をするとき、とても参考になりました。

僕を突き動かしてきた「負けず嫌い」の一念

今まで僕を突き動かしてきたものは、ひとつは負けず嫌い。「1番になりたい」という。

たとえばボート部合宿の朝トレでは、上級生も含めて全員が走ります。僕は、最初はテレテレ走っている。でも、最後の直線300mでスイッチが入ると、数十cmでも先にゴールインしようとして、ムキになって走り出すのです。「自分の力を試したい」と思い立つと、本来の目的でないことにも全力疾走する癖があります。

勉強を一生懸命やったのも、だんだん成績がよくなると面白くて、「1番を取りたい」。取れると「また取りたい」と思ったからです。ズボラな面もあり、面白いと思えない授業や実習は休んだり、大酒を飲んで二日酔いで試験を受けられなかったりもしましたが。

もうひとつは「完璧性」です。やるからにはパーフェクトを目指す、完全主義者。ボート部員は普段は勉強できないから、試験前に集中してやりました。

1~2年生では、夏合宿が7月の下旬まで。試験は9月。ひと月以上あります。そこで根を詰めて、教科書を見開きずつ脳に焼きつけるつもりで覚えました。あの頃は記憶力が最高で、2回読めば頭に入った。同級生から「カメラ」と言われたこともあります。

すると2年生の終わりに、首席になっていました。専門課程の3年生に進むときの儀式で、最初に賞状をもらって何か読み上げたので、「あ、首席なんだ」とわかりました。

僕の勉強のコツは「集中」と、「最後に質問するつもりで授業を聞く」。すると、よく記憶に残るのです。合宿で出られないことも多かったので、「授業に出たら記念にひとつは質問する」ルールを決めて、無理にでも聞いていました。

わかりきったことを聞くのは恥だから、教師がしゃべっていることや教科書の、無理・矛盾を見つけることを心がけました。

専門課程の3～6年生までは、よく合宿所から試験に直行しましたが、成績はよかった。6年に進むとき「近藤君、ちょっと」と呼ばれて行ったら、各学部の1番が集まっていました。「在校生総代として、送辞を読んでもらう」と言われて、「あ、また首席になった」。

6年生はほとんど実習で、出ない実習も多かった。僕は生化学、物理、生理学みたいな、メカニズムや「病気の仕組み」の勉強が面白くて、それは一生懸命やりました。しかし、実習は、時間を費やすわりに、知識があまり増えないと感じていました。

たとえば病棟実習は、ただ患者の顔を見て回るだけでした。精神科の実習などは、閉鎖病棟に閉じ込められている患者を、ただ見ているだけ。1日で嫌気がさして、それ以降の精神科実習には行かなかったので、最低点をつけられてしまいました。眼科の研修で2人で組になって、眼底鏡で目のなかをのぞいたりするのは面白いと思いました。

学友相手でも絶対に譲れないこと

医学部時代は学生運動、真っ盛り。6年間に3回の学生ストライキを経験し、僕は常に「学生スト反対派」として行動しました。

主張が正当でも、教室をバリケードで封鎖したりするのは「自ら学生をやめる」行為だと思ったからです。学生の本分は勉強なので。

6年生のときに3回目の学生ストが行われて、同学年100人以上のほとんどはストに賛成。反対は僕とあと数人だけ。圧倒的少数派でしたが、しっかり活動しました。

最後の学生総会では「大学や政治に問題があるからといって、授業をボイコットするというのは論理に飛躍がある。学生の分際で改革運動をやっても、必ず潰されるから無益。改革をしたいなら、卒業後にやるべきだ」と発言しました。

原理原則に基づいている自信があったし、人にどう思われるかなんて、僕はもともとあまり気にしない。

しかし、毎日顔を合わせる学友たちのほぼ全員が、なんとなくストに賛成しているなかで「それは間違っている」と言い続けるのは、なかなか根性がいります。

あのとき、少数者として発言していくことに慣れたと思います。

3回目の学生ストの余波で、卒業生全員の名前が判明したのは、学年末ギリギリの1973（昭和48）年3月31日。それで卒業式もなく、誰が首席かもわからないまま、僕たちは社会に押し出されました。

世の厳しさを知った「学生結婚」と「嫁姑問題」

医学部を卒業すると、次は研修医です。どの診療科に行くか、このときも悩みました。5年生の2月に学生結婚して乳飲み子がいたので、子育ての問題もありました。

ワイフは同じ医学部の1学年上。でも、1年生を二度やって僕と同級生になっていました。「感じのいい子だな」と思って見ていて、4年生の法医学の試験のとき、彼女がうしろの席だったから答案を見せてあげようとしました。当時、カンニングは蔓延《まんえん》していたんです。

ところが彼女はそれを拒み、結局その科目を落として、翌年は下級生に。僕はそういうところも含めて気に入って、つき合いが始まりました。当時は「つき合ったら結婚する」

という風潮で、同学年の学生結婚は僕たちが2番目でした。

彼女は岡山の開業医の跡継ぎ娘で、結婚を反対されるのは目に見えていた。ならば既成事実をつくってしまおうと。僕たちはいまで言う「デキちゃった結婚」をしたわけです。

子ども時代、親父は晩ごはんのときよく「疲れた。オレはもうすぐ死ぬ」とボヤき、僕はそれを真に受けて、心配でしかたなかった。なので「疲れた」と絶対に言わないことを結婚するとき心に誓い、それを半世紀守ってきました。

新居はまず、板橋の実家に離れがあって「入ったら？」と言われたので、ついふらふらと。ところがワイフと僕の母親が、まったくうまくいかなかったのです。思えばデキ婚のせいか、最初から、母親の視線が非常に冷たかった。察知して逃げればいいのに、僕は甘いというか、世のなかでもまれていないから、嫁姑問題なんて予想もつきませんでした。

半年後、家に突然トラックが来ました。ワイフが僕に相談もなく、荷物をどんどん積み込んでいるから「あ、出ていくんだ」。しょうがないから「僕もついて行きます」。

ワイフが見つけてきた新居は、慶應病院まで歩いて10分の賃貸マンション。

僕は医師になると、朝4時から6時に出勤して医学論文などを読むようになりました。だから、病院に歩いて行けるのはとても便利でした。娘が2人になると同じフロアにもう一部屋借りて、定年まで40年、一度も引っ越さずに同じところで暮らしました。

夢にも思わなかった「がん治療」への道

卒業後の診療科選びの話に戻ります。学生に人気があったのは外科と内科でした。

僕は自分で不器用だと思っていたので、メスを握る外科、耳鼻科、泌尿器科、産婦人科などは除外。内科は考えましたが、動物実験や試験管を振る実験も、相当やらないといけない。僕は、内科が扱う人体一般のことには興味があった。でも、実験は閉口でした。それに、内科は臨床（診察・治療）と研究の両方だから、毎日、夜遅くまで忙しいのです。

僕は、子どもの保育園の送り迎えもあったし、夜更かしは苦手でした。それに、耳鼻科や眼科のように限られた部位でなく、体全体を広く診たかった。

そこで、放射線科が浮かびました。全体としてヒマな科で、とくに診断部なら9時から5時で帰れます。また、レントゲン診断の範囲は体全体で、知識もいろいろ増やせそうでした。放射線診断を3年ぐらいやって、そのあと内科に移ってもいいかな、と。

結局、放射線科に進みました。それ以前は不人気で、100人以上の卒業生のなかで放射線科に行く人はゼロの年が多かった。ところが、エックス線診断の新技術「血管造影法」が登場して急に脚光を浴び、慶應病院にも放射線診断部が新設されました。

将来性を見込んだのか、前の年に4人、僕の年には9人も放射線科に進み、本人たちも周囲もビックリ。

ただし僕は消去法で放射線を選んだだけで、将来がん治療を専門にするとか、がん治療の改革を世に訴えるようになるなんて、夢にも思っていませんでした。

私の近藤誠論 3

常に患者に寄り添い「女性の尊厳」を守った同志

上野千鶴子
（うえの・ちづこ）

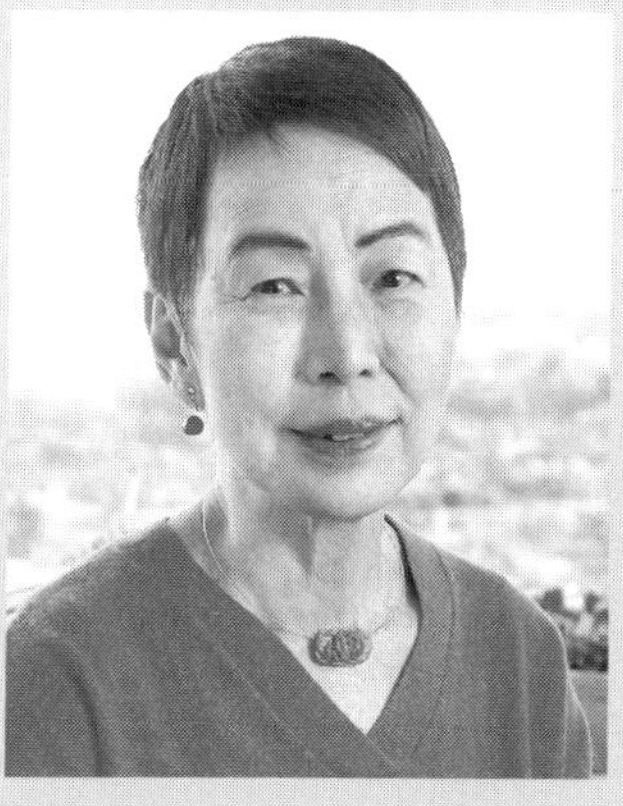

1948年、富山県生まれ。社会学者、東京大学名誉教授、認定NPO法人ウィメンズアクションネットワーク（WAN）理事長。日本における女性学・ジェンダー研究のパイオニアで、高齢者の介護とケア問題にも取り組む。『文藝春秋』臨時増刊2014年1月号「近藤誠 何度でも言う がんとは決して闘うな！」、『アメリカで乳がんと生きる』（松井真知子著、朝日新聞社）に近藤誠との対談収録。『おひとりさまの老後』（文春文庫）など著書多数。

国家を敵に回して闘った医師

２０２２（令和４）年8月13日、近藤誠先生がタクシーのなかで急死されました。私と同い年の73歳で、死因は虚血性心不全だそうです。

「がんもどき理論」でがん治療に一石を投じた近藤さんは、かねてより、死ぬなら無検査、無治療のがん死がいい、そして自宅がいいと公言されていました。奇《く》しくも、生前最後の本になったのは、『どうせ死ぬなら自宅がいい』（エクスナレッジ、２０２２年）。ご自分の希望通りの死に方をされなかったのは、はなはだ残念です。

近藤さんは死ぬまで現役でした。長年積もったストレスと過労だったのでしょう。皆が注目するロールモデルとして、もう少し長生きしてほしかった。

実は２０２３（令和５）年2月、私は毎年受けていた乳がんのマンモグラフィ検査でひっかかり、生検の結果、クロだとわかりました。

そのとき、真っ先に頭に浮かんだのが近藤さんのこと。何かあれば、必ず近藤さんのセカンドオピニオン外来に伺おうと思っていましたし、実際にそのように近藤さんにも伝えていました。

ところが、それがかなわなくなった。ガンになったとき、診てほしい人がいなくなった。痛恨の思いです。

「検査はするな」が近藤さんの持論でした。それにもかかわらず、私が乳がんの定期検診を受けていたのは、母を乳がんで亡くし、遺伝的にハイリスクグループだという自覚があったからです。「がんは老化現象だ」と近藤さんは言い切っておられたので、クロだという検査結果は、私も順調に加齢している証拠として「来るべきものが来た」と、冷静に受け止めました。

近藤さんは「闘う医者」でした。

ひとつは、近藤さんは「乳がんの乳房温存療法」をめぐって、「全摘《ぜんてき》」が標準治療だった乳がん医療学界、業界と闘ったことです。同じように、勤めていた慶應大学の医学部でも孤立して、ついに講師ポストのまま退職を迎えたときも、在職し続けることが闘いだとしました。さらには「がんもどき理論」「がん放置療法」「抗がん剤はいらない」で、がん医療学界、業界とも闘いました。

その後、「健康診断無用論」「医者に殺されるな」で、医療界のすべてを敵に回し、ついには「健康不安」をめぐり、製薬会社と国家をも敵に回しました。このように、近藤さんの敵は、どんどん巨大になっていきました。

さらには、2020（令和2）年からのコロナ禍においても、マスク、手洗いはいらない、ソーシャルディスタンスも必要なく、ワクチンは打ってはいけない、と国民に警告しました。コロナ禍の日本社会のあり方に対しても、警告を発しました。

遺著となった『「健康不安」に殺されるな』（ビジネス社、2023年）は亡くなる3日前まで書き続けていた原稿をまとめたとのこと。本の帯の惹句《じゃっく》には、「著者渾身のラストメッセージ！　医者とクスリを信じてはいけない！」とあります。この本が遺著になったことは、近藤さんらしいメッセージだと思います。

これまで近藤さんが本で書かれてきたことは、臨床医というよりも社会学者、歴史家の仕事に近いです。ですから、社会学者がやっても不思議ではない仕事です。

敵は本丸にありと、どんどん奥に行くと、相手はますます巨大になっていく。近藤さんは、最後に国家を相手にして闘いました。

どの業界にも、かつて国家を相手に闘った人がいます。古くは、足尾《あしお》銅山の鉱毒事件で住民の先頭に立って闘った田中正造《たなかしょうぞう》。明治天皇に宛てて、公害による惨状、住民の苦しみを訴えた直訴状が有名です。

また、水俣《みなまた》病研究と患者救済に生涯を捧げた医師、原田正純《はらだまさずみ》さん。熊本大学医学部で胎児性水俣病を解明し、水俣病裁判でも常に患者に寄り添い、真実を追求しました。

1999（平成11）年、原田さんが熊本大学医学部を助教授の肩書で退職されたことに、私はショックを受けました。あれほどの業績を上げた原田さんを熊大医学部は評価できなかったのか、と。退職後、転職先の熊本学園大学で教授職に就かれましたが、医学と関係のない社会福祉学部でした。原田さんへの所属組織からの冷遇ぶりは、慶應大学医学部を講師のまま定年退職された近藤さんをほうふつさせます。

アメリカでの乳がん治療――松井真知子さんのこと

初めて近藤さんにお会いしたのは、『アメリカで乳がんと生きる』（松井真知子著、朝日新聞社、2000年）という本に掲載した巻末対談でのことでした。

著者の松井真知子《まついまちこ》さんは、アメリカ在住の社会学者で、私とは古い友人です。彼女は1998（平成10）年、アメリカで乳がんを告知されました。

その後、自分で多くの情報を集めて、専門医を探し、当時、最新の化学療法や抗がん剤治療を積極的に選択しました。知的かつ冷静で、現実に直面する力を持った女性です。この本は、末期の乳がん患者、松井さんのアメリカにおける闘病体験を記述した壮絶なレポートでした。

私は松井さんから送られてきた原稿を読み、彼女の本に近藤さんとの対談を収録することを出版社にお願いしました。彼女の体験を日本の医療現場から客観的に見てもらうためです。ですから、松井さんは近藤さんとの面識はありません。結局、彼女はそのまま日本に帰ることなく、外国で亡くなりました。

なぜ私が近藤さんを知っていたかというと、当事者研究のパイオニアで、『がん患者学』（晶文社、2000年）を書かれたノンフィクション作家の柳原和子《やなぎはらかずこ》さんを通じてです。当時、彼女は京都に移住して、最後のがん闘病生活を送っていました。その柳原和子さんの主治医が近藤さんだったのです。

また、前述の『アメリカで乳がんと生きる』をつくる際に、松井さんと私が意識していたのは千葉敦子《ちばあつこ》さんです。千葉敦子さんは、東京新聞を辞めてフリーランスとなったジャーナリストで、『ニューヨークでがんと生きる』（朝日新聞社、1986年）が、非常に評判になりました。

１９８０年代、乳がん患者となった千葉さんは、日本の医療は信用できないと、当時の最先端医療を求めてニューヨークに居を移しました。彼女の本には、すさまじい闘病生活がつづられています。当時は、ケモセラピー（抗がん剤を使ったがん治療）の副作用も、いまよりずっと強かったでしょう。

私と松井さんの念頭にあったのは、がんと「闘う」のではなく、がんと「ともに生きる」というコンセプトです。千葉さんの本の書名も「がんと生きる」ですが、実際、千葉さんは抗がん剤の副作用に苦しみながら、乳がんと闘い続けました。

私は松井さんの病気療養中、現地に会いに行きました。アメリカは、医療保険が主として民間保険ですから、お金のない患者には大変厳しい社会です。保険会社の査定で不要な入院は極力抑えられ、手術後3日目には、あっという間に病院から追い出され、在宅に切り替わります。

術後のケアは、訪問ナースが来てやってくれますが、アメリカに訪問ナースが早くから発達したのは、民間健康保険会社の冷厳なコストの論理から来たものだという現実も、まざまざと見てきました。

松井さんはなにしろ研究者ですから、ものすごい情報収集力があります。自分のネットワークを使い、最善の治療を求め続けていました。

結局、松井さんは末期がんを抱えたままヨーロッパに取材旅行に出かけて、旅先で客死《かくし》しました。亡くなったのはスウェーデンで、同国の女性医療を取材していたそうです。彼女は、がんであっても、最後まで自分の自由を手放さないという生き方を貫きました。

私は、そういう松井さんの本にかかわったせいで、近藤さんにお会いして、彼女の病状や治療に関して、日本のがん治療との違いや問題点を伺いたかったのです。

近藤さんは、1980（昭和55）年にアメリカ留学から帰国して、1983（昭和58）年から乳がんの乳房温存療法を開始しました。そして、5年後の1988（昭和63）年、『文藝春秋』6月号に「乳がんは切らずに治る」を発表し、大変評判になります。1996（平成8）年には、『患者よ、がんと闘うな』がベストセラーとなり、「がんもどき理論」は医療界のみならず、世間に大論争を巻き起こしました。

近藤さんと対談したのは、それから3年後の1999（平成11）年12月のこと。対談においても近藤さんは、「なかには治るがんもありますが、多くは老化現象だから、あまりドラスティックな治療はしないほうがいい」などと、過剰ながん治療に警鐘を鳴らしていたのです。

100%共感した乳房温存療法

いま、乳がん治療は、乳房を残して、がんの病巣を部分的に切除する乳房温存療法（乳房部分切除法）が主流となっています。近藤さんとの対談当時は、まだ乳房全切除術が普通に行われていました。

私は、柳原和子さんを通じて、女性の乳がん患者さんの団体のことも知っていました。その女性の患者さんたちに、乳房温存療法のことを教えてもらったのです。

また1990年代には、フェミニズムの流れがありました。当時は、「子宮を取ったら女じゃない」「おっぱいを取ったら女じゃない」といったように、性差別的な発言が普通に聞かれた時代です。子宮を全摘した妻に対し、夫が手を触れなくなったという話もよくありました。

男の医者が、「おっぱいは臓器じゃないんだから、別にあってもなくてもいいじゃないか。それより命のほうが大事じゃないの？」と言い放っていた時代。それに対して、「いや、おっぱいは女にとって、どうでもいいものではない」という考えを持つ女の人たちが、乳房温存療法を知って、近藤さんのところへ助けを求めて駆け込みました。その女の人たちを救ったのが近藤さんです。

私は対談する前から、そういうことも知っていました。対談後、近藤さんと親しくなり、ご著書を出されるたびに、私に送ってくださるようになりました。

私は、近藤さんの乳房温存療法に関しては、100％共感しました。その後の治療の経過も従来の手術と差がない。なによりも、おっぱいは男の医者から見ればどうでもいいものかもしれませんが、女にとっては、どうでもいいものではありません。ここに私は大変共感し、賛同しました。

近藤さんは、セカンドオピニオンを求めてくる患者さんに対して、放射線治療を勧めたり、温存療法をやってくれるほかの病院の医師を紹介していたそうです。患者に合わせてケース・バイ・ケースだったと思います。その後、無治療、無検査を唱えられたのは、かなり大きな変化だったでしょう。

私は冒頭でも説明したように、母を乳がんで失っています。母が60代のときに、左乳房にがんが見つかり、ハルステッド手術で全摘しました。それから10年後に、反対側の右乳房に転移が出て、そこも全摘しました。

母は抗がん剤治療と手術に苦しみ、再発の際には、「手術は嫌だ」と再手術を嫌がりました。その後、がんが全身に転移して、痛みに苦しみ、手立てはなくなりました。最後に残されたのは、もはや緩和ケアだけです。そのことを、本人もよくわかっていました。

私の父は開業医でした。そこで、母を病院には入院させずに、自分が主治医となり、自宅で最期を看取ると決意したのです。母の死を、いちばん受け入れられなかったのは父でした。

そんな父でしたが、性格は自己中心的で、妻に対しては暴君、そのくせ妻に対する依存度が非常に高かった男です。案の定、患者の母以上にパニックになりました。

怖いのは、万一の医療ミスです。父は医者ですから、モルヒネを使い放題。妻を失うことへの混乱、狼狽《ろうばい》のあまりミスを起こし、母の命を縮めるのではないかと心配しました。そこで私と兄、弟たちは見かねて、父と母を引き離すほうがいいと判断したのです。

ところが、すでに主治医がついている患者を引き取るのは、どこの病院も嫌がります。なんとか手を尽くして、そのまま父が主治医についていても問題ない病院を探し出し、母を入院させることを父に提案しました。

そのときの父の反応の記憶は、本当に忘れがたいものです。

「君たちは、僕とお母さんを引き離そうというのか、君たちは夫婦というものをわかっていない。もしそんなことをするなら、僕を踏み倒していけ」

そこまで言われたら、子どもとしては引き下がるしかありません。母は治らない末期がんでしたから、現状を受け入れるしかない。万が一、治療ミスで母が寿命を縮めることがあったとしてもそれが母の運命と、子どもたち全員が覚悟を決めて、在宅で母の最期を看取りました。

このとき私は43歳で、近藤さんと出会う前でした。まだ、がん患者に告知をするかどうかも決まっておらず、緩和ケアの知識も十分でない時代でした。

同じく医者の家に生まれて

私と近藤さんは、出自、家庭環境が似ています。同じ1948（昭和23）年生まれで、父親が開業医なのも一緒。子どもの頃は、ふたりとも病院と住まいが一緒になった家で育ちました。

医療の先端情報は、日進月歩でどんどん変わります。私の場合、父が勉強する姿を日常的に見ていました。診察のあと、全96巻の『最新内科学大系』（中山書店）や最新論文が載った医療専門ジャーナルを読んでいました。

いまでも覚えているのは、70歳を過ぎた父が、タイトルは忘れましたが、日本の医学を体系的に網羅した、ものすごく値段の高い医療専門書をドカンと買ったときのこと。そのとき母は、皮肉っぽく次のように言いました。

「棺桶に片足を突っ込んで、いまさら勉強ですか」

私は母の無理解ぶりにあきれました。


勉強熱心だという点で、父と近藤さんは似ています。いや、とりわけ近藤さんは、本当に勉強家でした。そんな勉強をことのほか大事にした近藤さんだからこそ言えた言葉が、いまでも印象に残っています。

「日本の医者は勉強しない、勉強するヒマもない。だから、日本の医者は善意から間違った医療をする」

人柄のいい医者はたくさんいます。そうした人柄のいい医者たちは、患者に「先生にお任せします」と言われると、ニコニコ笑って、「わかりました。大丈夫、僕を信頼してください」と言う。

ところが、そんなことを言う医者たちの大半は勉強をしていない。昔ながらの間違った医療を行う。だから、人柄で医者を判断してはいけないということなのです。

私の兄と弟は父が敷いたレールを外しませんでした。兄は歯科医、弟は小児科医とふたりとも医業に就きました。

それでは娘である私を医者にしようとするかというと、そんなこともない。娘は何をやってもいい。そして最終的に、お嫁にいけばいい。たったひとりの娘としてかわいがってくれましたが、期待されない〝ペット愛〟でした。そのくらいのことは、子どもでも見抜きます。このように、非常に性差別的な親でした。

そういう家に生まれ育ったからこそ、私は医者になることを強要されず、社会学などという〝極道〟をやってもよかったのです。そして実際、何の役にも立たない、飯のタネにならない道に学者として進むことになりました。

私たちの世代はジェンダーが違うと、人生がまったく変わります。

近藤さんは、毎日忙しくて面白くなさそうな父親の姿を見て、開業医になるのは嫌だったそうです。でも、「サラリーマンの生活は想像がつかないし、医者になれば潰しがきくかな」と、慶應大学の医学部に入ったとのこと。

私の場合、父への反抗もあり、このまま家にいたらダメになると直観が働き、目の前にあった金沢大学を選ばず、京都大学文学部に入学しました。いずれも親と家庭環境の影響で針路を選んだ、反骨の道を歩んだという点でも、似ていると言えるかもしれません。

「大学内での孤高の闘い」という共通体験

さらに私にとってとても印象深いのは、近藤さんのキャリアでした。慶應大学の医学部を出て、慶應大学病院に勤めるというのは、医者としてはエリートコースです。それにもかかわらず、結局、定年まで講師のままで昇進しませんでした。

繰り返しになりますが、近藤さんは1988（昭和63）年、『文藝春秋』において「乳がんは切らずに治る」と題した論文を発表しました。そのなかの「日本では、慶大・東大をはじめ、どこの大学病院でも、乳房を切ってしまうのです」という一文で、大学病院の外科の教授の怒りを買い、病院中を敵に回すことになりました。

当然、近藤さんは大学内の主流の政治から外されました。私が近藤さんにとりわけ親近感を持っていたのは、そういう生き方への共感もありました。

こうした一連のパージについて、近藤さんに直接聞いたことがあります。私は、「なぜ、慶應大学をお辞めにならなかったのですか」と尋ねました。すると近藤さんは、こう答えたのです。

「そこに居続けることが闘いだ」と。

もちろん毎年、学内のパワーポリティクスとは無縁な若手医師が大学病院に入ってきます。そうした若手のなかには、近藤さんを慕《した》って寄ってくる人もいました。

彼ら、彼女らのなかには、すれ違ったときに挨拶したり、立ち話をしたりする人も出てくる。そういう際、近藤さんは「『僕に近づかないほうが君のためだよ』と声をかけた」と言っていました。

これは、いわば「近藤流処世術」と言えるでしょう。慕ってくる若手にすらそう言ったというところに、近藤さんの孤独と孤立と孤高の闘いに対する覚悟が示されています。その話を聞いた私は、近藤さんは本当に素晴らしいなと尊敬しました。

私が、そこまで近藤流処世術に共感した理由。それは、私も東京大学で同じような体験をしたからです。

政治学者の姜尚中《カンサンジュン》さん、建築家の安藤忠雄《あんどうただお》さんなど、東京大学にも異色の教授がいました。姜尚中さんは、東大初の在日韓国人の教授で、安藤忠雄さんは東大初の高卒の学歴を持つ教授です。

私は、1993（平成5）年に東京大学の教員になりました。東京大学文学部で3人目の女性教員、2人目の女性教授。ちなみに最初の女性東大教授は、1970（昭和45）年に就任した中根千枝《なかねちえ》さんです。

しかし、あるときから「私は主流派から外れている」と、はっきりわかりました。たとえば、学部長や大学の評議員や理事になるコースがあります。いまでは、学部長になっている女性もいますが、そういう人たちは教務部長職や学生部長職を経験していきます。

私にそういうお役は回ってこず、「この先、学内執行部の可能性はない」ということが早い時期に推測できました。おかげさまで50代の働きざかりのときに、学内行政に時間を取られずに済み、研究活動に集中できたことは幸運でしたが。

私は外様《とざま》だっただけでなく、「下ネタ」本で世間を騒がした札つきのフェミニストでした。ジェンダー論を教えていた私の学内のポジションも、フェミニズム業界内のポジションも、風当たりが強いところにありました。

ですから、いろんな人が、私を頼ってアドバイスを求めてきましたが、その人たちに情報を提供したり、人を紹介したりする際、近藤さんの若手へのひと言ではありませんが、必ずつけ加える言葉がありました。

「上野の紹介だと、おっしゃらないほうがいいですよ」と。

こんなエピソードがあります。あるとき、こうやってアドバイスをさしあげた方がしばらくしてから、私の研究室に戻ってこられました。そして笑いをこらえきれないように、こうおっしゃったのです。

「上野さんって、評判の悪い人ですねえ……」

このように、私は毀誉褒貶《きよほうへん》の激しい人間です。多くの論敵と論争をやってきた点でも、近藤さんとよく似ています。

東大、医療界、日本社会をむしばむ「ホモソーシャル」

東京大学も日本社会も、いまだに男が中心の「ホモソーシャル」な組織文化の社会です。わけても医療界の組織文化は、ホモソーシャルの度合いが強いのではないでしょうか。

いま、30年にわたる日本の低成長が大きな社会問題となっています。この間、女性を非正規雇用にして、女性の能力を生かしてこなかった。女性を排除することで、「外部不経済」という大きな損失を生んできたのです。その結果、イノベーションも起きなければ、成長も遂げられなかった。子どもも生まれませんでした。

だから、失われた30年に対する〝処方箋〟は、女性がきちんと食べられる仕事に就いて、まともに能力を発揮してもらう以外にありません。女性を活用した企業は、売上高経常利益率が上がるという実証研究など、エビデンスは多数あります。

このように、営利を追求するという経済合理性で考えても、女性を使わない理由は何ひとつありません。なのに、日本の社会も企業も一向に変わろうとしません。それなら、合理性以外の何らかの理由、すなわち「非合理な理由」があるということでしょう。

経済合理性を妨げる非合理な理由とは何か。それが私には、わかってきました。彼ら既得権益を持った男性が、組織文化を変えたくないのです。

選択的夫婦別姓問題もそうです。夫婦別姓選択制に反対する合理的な理由は、何ひとつありません。別姓選択制はあくまで選択制ですから、同姓を選びたい人には何の不利益もないのですから。

ホモソーシャルな組織文化を変えたくないために採用しているのが、能力ではなく、組織ロイヤリティ（忠誠心）の高い人材です。つまり、同質性と同調性の高い人。女性が昇進しないのは、女性は組織ロイヤリティにおいて疑わしいメンバーだと思われているからです。私生活を犠牲にした滅私奉公《めっしほうこう》で、組織と心中するようには見えないからでしょう。医療界においても、病院長、理事長に女性が増えない理由は、ここにあります。

東大もそうです。2019（平成31）年、東大の入学式のスピーチでこう述べました。

「学部においておよそ20％の女子学生比率は、大学院になると修士課程で25％、博士課程で30・7％になります。その先、研究職となると、助教の女性比率は18・2、准教授で11・6、教授職で7・8％と低下します。これは国会議員の女性比率より低い数字です」

このように、東大もいまだにホモソーシャルな組織です。

そもそも、そんな東大からオファーが来たのは、私にとって青天《せいてん》の霹靂《へきれき》でした。当時、私がいた京都精華《せいか》大学は経営基盤の弱い弱小私大でした。少子化を迎えた時代でしたから、これから先、定員割れが起きるかもしれません。その点、東大は日本でいちばん倒産しにくい大学です。転職したのは労働者としては、当然の選択でした。

もっとも本当は、自宅からも近い母校の京都大学に行きたかったのですが、学生時代、大学に向かって石を投げる側にいたので、京大からオファーなど来るわけがありません。

こうして東大に転じましたが、当時、「末は東大総長になって、大学改革してください」などと言ってきた人もいました。ですが、ホモソーシャルとともに東大人事のもうひとつの特徴はインブレッド（学内出身者）率が高いことです。最近はこれも変わってきましたが。

私が東大に移った1993（平成5）年は、奇しくも雅子さまが皇室に嫁いだ年。「雅子ひとりが嫁いでも皇室改革なりませぬ。千鶴子ひとりが入っても東大改革なりませぬ」と言っていたものです。

雅子さまは適応障害になられた一方、私はしぶとく生き延びました。

そして2011（平成23）年、18年勤めた東京大学を定年まであと2年残して退職しました。私は、東大のいいところは、60歳と国立大学ではいちばん定年が早く、世代交代が早いことだと思っていたのですが、東大は65歳まで定年を延長する段階的改革中でした。私は64歳までいられたのですか、年寄りが居座って何がいいことがあるかと思い、定年前に辞めたのです。そのときの解放感たるや。

長いあいだ、私は組織人をしていましたが、組織のなかにいるストレスを感じていた反面、「この程度のストレスは屁でもない」とも思っていました。ところが辞めて初めて、それ相応のストレスを感じていたことに気づいたのです。

このように、組織のなかで生きるというストレスは大変なものです。近藤さんが慶應大学医学部で受けたストレスの強さは、私にもよく理解できます。２０１３（平成25）年に個人でセカンドオピニオン外来を開設し、２０１４（平成26）年に定年退職されて、本当によかったことでしょう。

医者自身が拒む「医療界の働き方改革」

医者は、ある意味、特殊な職業だと言えるでしょう。長時間労働が常態化し、休日の確保すら困難な医者も数多くいます。残業規制はおろか、世のなかで叫ばれる「働き方改革」の対象にすらなっていません。

医療法の改正により、2024（令和6）年度から医師にも時間外労働の上限規制が適用される予定となっているようですが、本当に「医師の働き方改革」は進むのでしょうか。医療の世界では、男性医師の「働き方」が大問題だと思います。

いまや看護は、結婚までの腰掛け仕事ではなく、一生の仕事になりました。1日24時間を日勤、準夜勤、夜勤と8時間ずつに分けて働く3交替制が定着していて、週休2日がきちんと確保されています。また、医者の主治医制度のような「主治看護師制度」というものもありません。どの看護師も、就業時間内で接点のあった患者だけを相手にします。

このように、医者の世界も看護師の3交替制を取り入れ、主治医制度をなくせばいいのです。いまやカルテは電子カルテですから、患者の情報を容易に共有できます。ですから、女性医師も男性医師と同じように働ける状態にあるはずなのです。

医者はワンマンな人たちで、患者を自分のものだと思っています。大学の指導教員も、指導学生を自分のものだと思っているようです。チーム医療を重視するなどと言う反面、病院内での主治医制度はなくなりません。

さらに開業医も、ほかの病院やクリニックとカルテの共有をしたがりません。地域医療の連携も、なかなか進んでいないのが現状です。

それだけでなく医者が長時間労働で激務なのは、業務量に対して医師数が少なすぎるからです。日本の人口1万人あたりの医師数は2・3人。OECD（経済協力開発機構）諸国で下から4番目、トップのオーストリアの5・0人に比べれば半分以下です。

それなら医師を増やせばよいのですが、多くの医療機関は「医者の給料が高くて、雇えません」とおっしゃる。医師の供給量は、長年にわたって日本医師会と厚労省の協議で統制されてきました。

いっそのこと医師の供給量を2倍に増やし、勤務時間を半分にし、給与を半分にすればいい。そうしても、おそらく看護師の賃金より高いでしょう。医師が看護師にプラスアルファする程度の「普通の仕事」になればよい、と私は言ってきました。

私がこういう提案をすると、皆さん難色を示し、賛成する医者はひとりもいません。この人たちはどんな激務であろうが、自分たちの特権は決して手放したくないというのが本音じゃないだろうか、というのが私の推測です。

先述したように、看護師のような3交代制並みの勤務体制になれば、女性の医師はもっと働きやすくなります。現に、救命救急の現場は3交代制で、女性救命救急医が普通に働いています。救急ですから主治医制度は当然ありませんが、それで何の問題もありません。医療の効果でいうと、アメリカのデータでは、女性医師が診た患者と、男性医師の診た患者の再来院率では、女性医師の患者のほうがはるかに低いことがわかっています。病気の治療効果が高いのです。再来院率が低いことは、医療費にとってもプラスです。

近藤さんはエビデンスを最重視される人でした。エビデンスは上がっているのに、エビデンスの合理性に従わず、不合理なことを続けているのが日本の医療界なのです。

施設・病院に入ると早死にする——本当に怖い認知症のケア

ご存じかもしれませんが、私は介護、ケアについても関心を持ち、研究を進めています。そのなかでよく聞くのが、在宅だったら、もう少し生きられた人が、施設や病院に入ったために早く死んだという話です。

若年性認知症の当事者で丹野智文《たんのともふみ》さんという人がいます。丹野さんは39歳のとき、若年性アルツハイマー型認知症と診断されました。認知症と診断されて8年のあいだに、全国300人を超える若年性認知症の患者を取材して、『認知症の私から見える社会』（講談社

＋α新書、2021年）という本を書いています。
丹野さんが出会い、話して回ったのは若年性ですから、ほとんどが40代、50代の患者さんです。平均寿命や健康寿命には、まだまだほど遠い年齢なのですが、恐ろしいことに、会って数年後に訃報を聞くといいます。

当事者仲間が病院に連れていかれ、あっという間に死ぬというのです。「家族が病院に入れて、クスリ漬けになって死んでいく。それを思うと、いたたまれない。悲しくて悔しくて涙が出る」と丹野さんは語っています。そうしたことが、現実に起きているのです。本当に恐ろしいとしか言いようがありません。

それでも若年性ならば、丹野さんの働きなどにより「見える化」できるのでしょうが、高齢者だったらそうもいきません。

実際の認知症ケアの現場はどうでしょうか。患者を待ち受ける処遇は、拘束やクスリ漬けです。

認知症患者のＢＰＳＤ（Behavioral and Psychological Symptoms of Dementia＝行動・心理症状）と呼ばれる周辺症状、すなわち暴言暴行、自傷他害、幻聴妄想、異食弄便《ろうべん》などを抑えるため、ふたつの手段がとられます。

ひとつは、ベッドに体を縛りつける身体拘束や室内隔離のような物理的行動抑制。もうひとつは、向精神薬を投薬しての生理的行動抑制です。

身体拘束は、物理的な拘束で「フィジカル・ロック」といいます。向精神薬の投薬は、まさにクスリによる「ドラッグ・ロック」なのです。そのほかに、周囲が危ないからやめろと制する「スピーチ・ロック」もあります。

これからの医療業界で、最大の問題になるのは認知症患者のケアでしょう。認知症ケアの近未来を主導しているのが、精神科医療業界と製薬業界です。

政府は認知症について「早期発見・早期治療」を推奨していますが、これは別名「早期発見・早期絶望」とも呼ばれています。早期発見した途端に投薬が始まり、1日たりとも欠かさず死ぬまでクスリを飲まされます。

人口減少でマーケットが縮小しているなかで、認知症マーケットは成長産業です。そして、問題行動を起こした患者は精神科の病棟に隔離され、死ぬまで出られません。製薬会社はもとより、精神病床を減らすよう要請されている精神科医療業界も大歓迎です。

現状、認知症は、原因がわからず予防法も治療法もない病気です。病気と言っていいのかすら、わからない。「単なる加齢現象だから病気と呼ぶな」という人もいるぐらいです。そこは近藤さんのがん理論と同じです。

在宅でもクスリで殺される

日本人の死因は1位ががん、2位が心臓疾患、いずれも加齢に伴う慢性疾患です。死因の第3位が老衰になりました。老衰というのは、つまりは死因がよくわからないということです。「これだけ生きたのだから、もういいだろう」ということでしょう。

近藤さんが私に教えてくれたもののひとつに、「ケモブレイン」の恐ろしさがあります。ケモブレインとは、一般には、抗がん剤治療のあいだ、もしくはそのあとに、記憶力、思考力、集中力など認知機能が低下する症状のことです。

しかし近藤さんは、『このクスリがボケを生む!』（学陽書房、2019年）において、ケモブレインを「化学薬品に侵された脳」と定義しました。

具体的に言うと、日本人のボケの半分はクスリが原因で、降圧剤、降コレステロール薬、血糖を下げるクスリなどが記憶力、判断力をダメにしているというのです。これらのクスりを長期にわたって飲み続けると、死因は原発性、つまり原因不明になるといいます。

この近藤さんの「ケモブレイン理論」から類推すると、死因で老衰が増えてきたのも、高齢者のクスリ漬けによるものかもしれません。施設や病院に入ると、強制的に投薬管理されます。クスリを飲むのをやめようと、わざと飲み残したり、飲み忘れたふりをしたりしても見逃しません。ご飯に混ぜ込んだり、本人の意思を無視した対応をされます。


では、在宅ケアなら安心でしょうか。

最近、多職種連携の在宅ケアチームのなかにパラメディカルが入ってきています。パラメディカルとは、医師とともに働く、理学療法士、作業療法士、薬剤師、口腔《こうくう》ケアの歯科衛生士などの人たちです。

パラメディカルも一緒になってケアにあたるのは素晴らしいことですが、訪問薬剤師が投薬管理をするのです。ヘルパーにも指導して、本人にとって必要のないクスリを飲ませます。いまでも高齢者の過剰投薬が問題になっていますが、減薬をしたほうが症状がずっと改善したという話をよく聞きます。

私は薬剤師に投薬管理をしてほしくないと思っています。もちろん良心的な薬剤師もいますが、彼ら、彼女らのほとんどは、ケアの対象者のためというよりも、ただ単に自分の職業的使命感からクスリを管理しているのですから。

突然死よりもがん死がいい

前述した松井真知子さんの本『アメリカで乳がんと生きる』での対談で、近藤さんとは、がん告知に関する日米のギャップについても話し合いました。

日本で、がんの告知をしないことが一般的だった時代から、私は大変強い違和感を抱いていました。私だったら告知してほしい。そのうえで、患者と家族が悲嘆や愛情と死の準備を共有するほうが、だまし通すよりもはるかにいい。そう考えていたからです。

ウソをつくことがやさしさだとは思いません。だますことで、周囲は大きな心の負担を抱えますし、患者の心のケアや死の準備を妨げることにもなります。

私の父も、末期がんで亡くなりました。私が50代の初め、86歳の父を看取りました。父は医師だったので、自分が治らない末期がんの患者だとわかっていて、受ける治療も緩和ケアだけということを理解していました。

近藤さんは常々、「がんで死ぬのがいちばんいい」と言っておられました。『どうせ死ぬなら「がん」がいい』（宝島社新書、2012年）という著書もあります。

私も突然死よりは、準備のできる死のほうがいい。その準備のできる死のなかにがん死があります。

在宅ホスピス医のパイオニア、山崎章郎《やまざきふみお》先生も、「死ぬならがん死がいい」と言っておられます。いま、山崎先生自身が、がん患者となっています。2022（令和4）年、ステージ4の末期がんを公表なさいました。

山崎先生とは、私の著書『ケアのカリスマたち——看取りを支えるプロフェッショナル』（亜紀書房、2015年）で対談しました。決して業界の常識に迎合せず、自分の信念を貫くところが、近藤さんと似ています。

私は『おひとりさまの老後』（法研、2007年）でひとりで迎える老後を論じ、その後、『おひとりさまの最期』（朝日新聞出版、2015年）、『在宅ひとり死のススメ』（文春新書、2021年）で、自宅で自分らしい最期を迎える方法を書きました。

がん死ほど在宅死にふさわしい死に方はない、と、がんの専門医がほとんど口をそろえておっしゃいます。がん死の在宅見取り率は、ほかの死よりも高いのです。

私との共著『上野千鶴子が聞く 小笠原先生、ひとりで家で死ねますか？』（朝日新聞出版、2013年）を出した小笠原文雄《おがさわらふみお》先生（日本在宅ホスピス協会会長）も、そう言います。先の山崎章郎先生も同意見です。

小笠原先生の小笠原内科・岐阜在宅ケアクリニックの在宅看取り率は95％とのこと。でも、「ほんまは100％になってもええんやけどな」とおっしゃいます。土壇場になって、患者の家族が119番なさるのだそうです。

近藤さんは在宅医ではなかったので、「在宅ひとり死」について、深く意見を聞けなかったのが残念です。ただ、近藤さんも「自宅で死ぬのがいちばんいい」という信念をお持ちでした。

死ぬのに医者はいらない

近藤さんは患者に学んできた人です。乳がんの乳房温存療法もそうです。「おっぱいを取られるのは嫌だ」と、近藤さんのもとへ駆け込んできた女性の患者がいたからこそ、目の前の患者を救おうとなさいました。

その患者を自分の知らないあいだに外科に回され、手術されそうになった……。それに対する怒りが、医療界のみならず、国家に孤高の闘いを挑んだ医師、近藤誠の原点でした。

こうした専門職を見ていて、つくづく思うのは、専門職を育てるのはユーザーというかクライアントだということです。

『ひとり、家で穏やかに死ぬ方法』（主婦と生活社、2015年）を書いた在宅医の川越厚《かわごえこう》先生（在宅ホスピス協会顧問）は、「大事なことは、全部患者から教わった」と言っておられます。川越先生が在宅ホスピスに目覚めたのは、患者のなかに「先生、病院には絶対行きたくない。病院に連れていかないでくれ」と懇願した人がいたからでした。

前述の小笠原先生は、「大事なことは、みんな看護師に教わった」と公言しておられます。現場から学ぶ人は、必ず専門職として成長します。それを認める人は、立派だと私は常に思ってきました。

いま、在宅での看取りの経験値がどんどん上がっています。かつては、施設でも訪問でも、看取りを怖がったり、死を目《ま》の当たりにしてショックを受ける介護職への配慮が必要でした。しかしながら、現場の経験値が上がるにつれ、高齢者の死はおだやかな「ゆっくり死」だという理解が広がってきました。

『穏やかな死に医療はいらない』（朝日新書、2013年）という本があります。著者の萬《まん》田緑平《だりょくへい》さんは、在宅ケア医として2000人の看取りにかかわった人です。近藤さんと、『世界一ラクな「がん治療」』（小学館、2016年）という共著も出しています。

萬田さんは、「終末期の患者さんは、病院での延命治療をやめて、自宅に戻ってすごしたほうが人間らしく生きられる」と断言しています。

最近、介護の現場で聞くのも、「死ぬのに医者はいりません。私たち看護師だけで十分です」、あるいは「死ぬのに医者も看護師もいりません。私たち介護職だけでお見送りができます」という声です。

死ぬのに医者はいりません。医者の仕事は、死んだあとに死亡診断書を書くことです。私が現場で出会って敬愛する先生方は、こうした患者の声に謙虚に耳を傾けてきた方たちでした。

ボケたら消える「死の恐怖」

日本の介護保険制度は、世界に誇れる制度です。介護保険ができてから、海外でスピーチするとき、「I'm proud of being Japanese（私は日本人であることを誇りに思う）」と言えるようになりました。それまで、日本の女性の地位はこんなにひどいと、散々、日本社会を批判してきたのですが……。

介護保険制度は、ここ何十年かのあいだに日本で達成された改革のうち、最も国民の暮らしを変えた制度だと思います。介護を公的なサービスに移行することで、高齢者やその家族は、どれほど救われたことでしょうか。

介護保険によって、介護が対価をともなう労働になりました。他人に頼めば、対価を支払わなくてはなりません。だとしたら、「いままで一銭も出なかった、あれはいったい何だったんだ？」となります。

いままで女性が家のなかで、ひとりで支えてきたあのケアという労働は、実は不当なただ働きだった。私以外にこういうことを言う人はあまりいませんが、そうした常識が日本に定着したのが、介護保険の大きな効果のひとつだったと思います。

私が勧める「在宅ひとり死」が可能なのも、この介護保険制度があってこそ。ケアマネジャーや訪問医師、訪問看護師、訪問介護職など、さまざまな介護資源が、誰でも使えるようになったからです。

2018(平成30)年、在宅医のパイオニア中のパイオニア、京都の「わらじ医者」こと早川一光《はやかわかずてる》さんが94歳で亡くなりました。早川さんが常日頃、言っておられたのが「ボケこそ救い」です。

衰えは体にも脳にも出ます。認知症は脳の認知障害です。死の不安は、これから来る将来に対する「予期不安」です。ところが、ボケると、過去と未来がなくなって現在だけになりますから、予期不安が消えてなくなります。ですから、ボケは死の恐怖に対して、自然が人間に与えた恵みと言えるかもしれません。

私は、かなり重度の認知症の人をお訪ねしたことがあります。重度の認知症の人たちは、穏やかに下り坂を降りて、一日の大半を傾眠《けいみん》状態(うとうとと浅く眠り、軽度の刺激で意識を取り戻す状態)で過ごします。不思議なことに、その傾眠状態の人が、食事が出ると目をパチっと開けるのです。

食欲は生きる意欲の〝基本のキ〟です。食べられるうちは食べていただきましょう。そのうち必ず食べられなくなるときが来ます。食べられず、飲めなくなったら、お迎えは近いです。そうなったら認知症があろうがなかろうが、関係ありません。

私が安楽死に反対するのは、死に自己決定があるとは思えないからです。人が生まれることに自己決定はありません。どこの時代の、どの親の、どの国に生まれるか、誰ひとり選ぶことはできません。人生の始まりを自己決定できないように、人生の終わりも自己決定できないのは当然だと思います。

人生に終わりがあるのは恵みです。永久に生き続けるという〝拷問〟は、人間には与えられていません。

私は神も仏も信じませんし、あの世も信じません。生まれ変わりも信じませんし、来世も信じません。死を自ら選べないからこそ、せめて苦しまずに済むように、私は幸せな在宅死を追求しているのです。

近藤さんは生涯、徹底して患者の立場に立ちました。膨大な数の海外論文を読み込み、エビデンスにもとづいた合理的判断が「近藤理論」を生みました。そして孤立無援でも闘い続けました。

ジャンルは違いますが、考え方、闘い方において、私と近藤さんはまさしく同志でした。

近藤誠全著作

単著

1980～1990年代

- **『がん最前線に異状あり』** 廣済堂出版 1988年
  がん告知から、がん治療や終末医療の弊害まで、がん治療の問題点を多角的に検証したデビュー作

- **『乳ガン治療・あなたの選択』** 三省堂 1990年
  治療成績は同じで乳房を残せる「乳房温存療法」を紹介し、治療方法を選ぶのは患者の権利と説く

- **『患者と語るガンの再発・転移』** 三省堂 1994年
  本物のがんは最初から全身に転移がひそむことを踏まえ、不条理な治療で苦しまない対処法を示す

- **『がん治療「常識」のウソ』** 朝日新聞社 1994年
  効かない抗がん剤の横行、生存率データの偽装など、患者を欺くがん治療の現実を明らかにする

- **『抗がん剤の副作用がわかる本』** 三省堂 1994年、改訂版 **『新・抗がん剤の副作用がわかる本』** 2004年
  抗がん剤の苛酷な毒性と副作用について解説し、がんの9割に延命効果がないことをデータで示す

- **『それでもがん検診うけますか』** ネスコ 1994年、文春文庫 1999年
  独自の「がんもどき理論」と医学論文の根拠を示し、「がん検診に百害あって一利なし」と断言

- **『がんは切ればなおるのか』** 新潮社 1995年、新潮文庫 1998年
  逸見政孝氏、小佐野賢治氏らの実例を引いて、延命の根拠がないがん手術の危険性、問題点を指摘

- **『「がん」ほどつき合いやすい病気はない』** 講談社+α文庫 1995年
  がんの恐怖と苦痛は、治療のせい。がんは本来つらい病気ではなく、自身もがんで死にたいと語る

- **『ぼくがうけたいがん治療 』** さいろ社 1995年、改訂版 **『安心できるがん治療法』** 講談社+α文庫 1999年
  30のがんの最も安全な治療法を、きめ細かく解説。信じ込まないで「考える」医療への転換を促す

- **『患者よ、がんと闘うな』** 文藝春秋 1996年、文春文庫 2000年
  がん検診、がん治療が患者を苦しめ、死なせていると告発して50万部超。医学界の大論争に発展

●『**なぜ、ぼくはがん治療医になったのか**』新潮社 1998年
医学界を敵に回し、ひとりでがん治療ワールドの常識と闘う著者が初めて明かした波乱の半生

●『**「治るがん」と「治らないがん」**』講談社+α文庫 1998年
治る見込みがなくても死ぬまで続けられる治療と、医学界の矛盾や問題点を追及した衝撃作

●『**乳がんを忘れるための本**』ネスコ 1999年、文春文庫 2002年
乳がんと乳房温存療法についての、あらゆる不安と疑問に回答。病院や外科医の選び方も教える

●『**ぼくがすすめるがん治療**』文藝春秋 1999年、文春文庫 2001年
どのタイミングで、どんな治療を選べば最も安全に長生きできるかを、患者の身になって解説

2000年代

●『**医原病**』講談社+α新書 2000年
検査、クスリ、手術などの医療行為が引き起こす「医原病」。医療信仰、医師への盲従が不幸を招く

●『**本音で語る! よくない治療 ダメな医者**』三天書房 2000年、改訂版『**よくない治療、ダメな医者から逃れるヒント**』講談社+α文庫 2003年
ムダで有害な検査や治療、実力ややる気のない医者を見分けるポイントを具体的に示す

●『**成人病の真実**』文藝春秋 2002年、文春文庫 2004年
がん、高血圧、高コレステロール血症、糖尿病……。健診で見つかる「病気もどき」に惑わされない知恵

●『**大学病院が患者を死なせるとき**』講談社+α文庫 2003年
なぜ外科医たちと対立し、命を縮めるがん治療を告発するようになったかを克明につづった闘争記

●『**がん治療総決算**』文藝春秋 2004年、文春文庫 2007年
2004年当時最新のがん治療の実態と対処法を、頭部・内臓・前立腺・乳房など部位別に詳しく解説

●『**大病院「手術名医」の嘘**』講談社+α文庫 2004年
手術で命を縮めた著名人たちの経過から、外科医療と「手術の名手」「神の手」の暗部に斬り込む

●『**データで見る 抗がん剤のやめ方始め方**』三省堂 2004年
毒性死を防ぐカギは生存率。世界の医学誌から吟味した「抗がん剤の実力」とデータの正しい見方

●『**名医の「有害な治療」「死を早める手術」**』だいわ文庫 2008年
国立がんセンター名誉院長など「敵対者」も含むさまざまな分野、立場の医師10人と大激論

2010年代

●『**あなたの癌は、がんもどき**』梧桐書院 2010年
がん放置患者たちの経過と厖大な医学データからつかんだ、「がんもどき理論」の最終見解

●『**抗がん剤は効かない**』文藝春秋 2011年
抗がん剤は再発・転移の標準治療だが、延命のエビデンスはない。代わりの対処法を提示する

●『**放射線被ばく CT検査でがんになる**』亜紀書房 2011年
日本は、放射線検査による被ばく線量が世界一の医療被ばく大国。野放しのCT検査の闇を暴く

●『**医者に殺されない47の心得**』アスコム 2012年、必携版 2018年
医療とクスリを遠ざけて元気に長生きする方法を実践的に説いた、100万部超の記念碑的作品

●『**がん放置療法のすすめ 患者150人の証言**』文春新書 2012年
慶應大学病院で、がんを最長22年放置した患者たちの記録。縮小したがん、消えたがんもあった

●『**「余命3カ月」のウソ**』ベスト新書 2013年
余命を短く言うほど医者の「うまみ」が増すカラクリを知り、余命宣告に動じない心得を伝授

●『**抗がん剤だけはやめなさい**』文春文庫 2013年
医者も騙される臨床試験データのトリック。その見破り方と、抗がん剤の危険性を教える

●『**がん治療で殺されない七つの秘訣**』文春新書 2013年
がんは治療すべき、という通念を科学的に覆し、無治療が最高の延命策になり得る根拠を示す

●『**免疫療法に近づくな**』亜紀書房 2013年
クリニックの免疫療法はすべて詐欺。がんの防波堤は「免疫力」でなく体の「抵抗力」と説く

●『**「がんもどき」で早死にする人、「本物のがん」で長生きする人**』幻冬舎 2013年
自覚症状もないのに、あわてて手術や抗がん剤治療を受けると早死にしやすい理由を例証する

●**『これでもがん治療を続けますか』** 文春新書 2014年
医者、科学者として「がんの真実」を40年以上追求して到達した「がんの9割は治療不要」論

●**『近藤先生、「がんは放置」で本当にいいんですか?』** 光文社新書 2014年
近藤理論の核心についての、あらゆる疑問、反論に回答し、平穏に天寿を全うする考え方を示す

●**『がんより怖いがん治療』** 小学館 2014年
「患者は実験台」。40年以上、がん治療に携わって目の当たりにした、医療現場の恐ろしい実態

●**『何度でも言う がんとは決して闘うな』** 文春文庫 2015年
固形がんは放置し、苦痛を放射線、ステント、ラジオ波、鎮痛剤などで抑えるのが得策と論証

●**『もう、だまされない! 近藤誠の「女性の医学」』** 集英社 2015年
女性が医療の犠牲になりやすい理由と、医者の言葉に惑わされず元気に生きるヒントを伝える

●**『クスリに殺されない47の心得』** アスコム 2015年、必携版 2018年
体の力がよみがえる、近藤流「断薬」のすすめ。クスリの減らし方も具体的に提示する

●**『日本は世界一の「医療被曝」大国』** 集英社新書 2015年
年間の医療被ばく線量は無制限。無意味な「早期発見」のための検査で死を早めるな、と警告

●**『近藤誠のリビングノート』** 光文社 2015年
がんが見つかってもパニックに陥らず、冷静に対処法を吟味するための読むセカンドオピニオン

●**『近藤誠の家庭の医学』** 求龍堂 2015年
赤ちゃんからお年寄り、ペットまで、家族みんなが医者に頼らず元気に過ごすための知恵袋

●**『がん治療の95%は間違い』** 幻冬舎新書 2015年
「近藤誠セカンドオピニオン外来」を訪れた患者の95%が勧められていた、不適切な治療を紹介

●**『がん患者よ、近藤誠を疑え』** 日本文芸社 2016年
がん患者代表から投げかけられた、「近藤理論」をめぐる45の質問への明快なアンサー集

●**『しあわせに死ぬために』** 双葉社 2016年
自分らしく生きて、穏やかでしあわせな死を迎えるための、病院、医師、病気とのつき合い方読本

●**『ワクチン副作用の恐怖』** 文藝春秋 2017年
専門家は保身のため副作用を否定し、接種直後に死んでも「因果関係不明」。底知れぬ闇に迫る

●**『あなたが知っている健康常識では早死にする!』** 徳間書店 2017年
数多くの秘蔵データを紹介し、科学的根拠に基づいた「健康寿命の延ばし方」を提言する

●**『がん患者自立学』** 晶文社 2017年
がん治療の選択は、生き方の選択。必要な医療を自分の意志で選ぶための、近藤理論の入門書

●**『近藤誠がやっている がんにならない30の習慣』**宝島社 2017年、改訂版**『医者が教える「がん」にならない30の習慣』** 2019年
健診に行かない。糖質制限をしない。ピロリ菌除菌をしない……。目からウロコの「がん予防」習慣

●**『健康診断は受けてはいけない』** 文春新書 2017年
早く病気を見つけるほど、早く死にやすい。健診、がん検診、人間ドックに潜む危険を総括

●**『がん治療に殺された人、放置して生きのびた人』** エクスナレッジ 2018年
大腸がん、肺がん、前立腺がんなど部位別に、「治療」した人と「放置」した人の経過を比較検証

●**『最高の死に方と最悪の死に方』** 宝島社 2018年、改題改訂版 **『最高の死に方』** 2021年
鎮静死、安楽死、自死、治療の果ての死、孤独死、平穏死。多くの実例から「死に方」を考察する

●**『医者の大罪 医療サギに殺されない39の心得』** SB新書 2019年
日本では「医者が患者を騙して命を奪う」行為が横行している。医療サギに殺されない心得集

●**『このクスリがボケを生む!』** 学陽書房 2019年
抗がん剤などの薬物治療で記憶力や理解力などの脳機能が低下する、「ケモブレイン」の防ぎ方

●**『眠っているがんを起こしてはいけない。』** 飛鳥新社 2019年
がんを暴れさせない方法は確実にある。休眠がん細胞の存在から、がんが暴れる仕組みまで詳解

2020年代

●**『もう、がんでは死なない』** マガジンハウス 2020年
「がん死」の多くは「がん以外」の理由による死。がん＝死、という固定観念を払拭する啓蒙書

●**『医者のデマ』**エクスナレッジ 2020年
医者たちが「これで健康になる、病気を防げる、治せる」と言いふらすデマを、根拠を挙げて一掃

●**『最新 がん・部位別治療事典』**講談社 2020年
30以上のがんと肺、骨などへの転移について、「延命効果」と「生活の質」最優先の対処法を網羅

●**『新型コロナとワクチンのひみつ』**ビジネス社 2021年
世界の最新論文からウイルスの特徴、臨床経過、ワクチン、治療薬、情報の読み方まで平易に解説

●**『新型コロナワクチン 副作用が出る人、出ない人』**小学館 2021年
新型コロナワクチンの副作用のメカニズムと症状、接種後死亡ケースの不都合な真実を解き明かす

●**『がんの逆襲』**エクスナレッジ 2021年
がんは老化として受け入れたほうが、闘うよりずっとラクに生きられる。「がんとの共生」論

●**『最新 やってはいけない！健診事典』**講談社 2022年
高血圧などの「基準値」の正体を暴き、データや医学論文に基づいて、健診の危険性を明らかにする

●**『「副作用死」ゼロの真実』**ビジネス社 2022年
新型コロナワクチン接種後死亡報告は1600件以上。しかし「副作用死ゼロ」とされるナゾを解明

●**『医者が「言わない」こと』**毎日新聞出版 2022年
健康人を「生活習慣病」や「がん」患者にして濃厚治療に追いこみたい、医者たちの本心を暴く

●**『どうせ死ぬなら自宅がいい』**エクスナレッジ 2022年
病院と薬を遠ざける。がんは「緩和ケア」に徹する。延命治療は拒む。安らかな自宅死への手引き

●**『「健康不安」に殺されるな』**ビジネス社 2023年
生命の誕生にさかのぼる、体の精緻なシステムを信頼しよう。急逝直前まで綴った渾身のラストレター

共編著

1990年代

●**『がん専門医よ、真実を語れ』**編著 文藝春秋 1997年、文春文庫 2001年
1996年刊『患者よ、がんと闘うな』が引き起こした専門医や識者との論争、疑問、批判を論考

●『**「がんと闘うな」論争集**』編著 日本アクセル・シュプリンガー出版 1997年
「がんもどき」をめぐる激論、薬害やホスピスへの共感対談など、がん専門医12人との対談・鼎談

●『**わたしが決める乳ガン治療**』イデアフォー共著 三天書房 1997年
近藤誠と乳がん体験者がそれぞれの立場から「治療法を自分で選ぶポイント」をアドバイス

●『**「治らないがん」はどうしたらいいのか**』編著 日本アクセル・シュプリンガー出版 1999年
再発がん、進行がんなど「治らないがん」への対策について、愛知県がんセンター医長と徹底討論

2000年代

●『**乳がん あなたの答えがみつかる本**』イデアフォー共著 双葉社 2002年
乳がんは乳房を残しても生存率は同じ。体を痛めない「乳房温存療法」の受け方をアドバイス

●『**医療ミス**』清水とよ子共著 講談社 2003年
3000件以上の医療事故事例からあぶり出された「危険な医療行為」と、被害者から学ぶ解決策

●『**再発・転移の話をしよう**』イデアフォー共著 三省堂 2003年
乳がん患者たちと再発・転移についてオープンに語り合い、不安の解決策や長生きする秘訣を探る

●『**死に方のヒント**』ひろさちや共著 日本文芸社 2003年、改訂版『**がん患者よ、医療地獄の犠牲になるな**』パンドラ新書 2005年
ともに「がんと闘わないほうがいい」と考える宗教学者とがん治療医が、「よい死に方」を考察

2010年代

●『**どうせ死ぬなら「がん」がいい**』中村仁一共著 宝島社新書 2012年、改訂新版 2018年
治療しなければ、がんはラクに死ねる病気。手遅れの幸せ、安らかな自然死を目指そうと語り合う

●『**「がん治療」のウソ**』小野寺時夫ほか共著 宝島社新書 2014年
がん治療の常識を疑う医師たちの意見と、がん治療の舞台裏レポートの２本立てで、問題点を抽出

- **『野垂れ死にの覚悟』** 曽野綾子共著 ベストセラーズ 2014年、改訂版 **『死ねば宇宙の塵芥』** 宝島社新書 2018年
  「治療を勧めない医者」と「医者にかからない作家」が、病老死について縦横無尽に語り合った異色対談

- **『ねこバカ いぬバカ』** 養老孟司共著 小学館 2015年
  ペットも人間も長生きする時代の医療と看取りについて、愛猫まると愛犬ボビーも交えて談議

- **『先生、医者代減らすと寿命が延びるって本当ですか？』** 倉田真由美共著 小学館 2015年
  飲んではいけないクスリ、危ない治療について、二児の母親である漫画家が熱心に質問

- **医療コミック『医者を見たら死神と思え①〜⑦』**（原作：よこみぞ邦彦、作画：はしもとみつお、監修：近藤誠）小学館 2015〜2017年
  食道がん手術の「神の手」が、がん手術を否定する万年講師と出会い、がん治療を根本から見直す

- **『世界一ラクな「がん治療」』** 萬田緑平共著 小学館 2016年
  大学病院の外科医をやめた緩和ケア医と、最も安全で長生きするがん治療について語り尽くす

- **『がんは治療か、放置か究極対決』** 林和彦共著 毎日新聞出版 2016年
  がん治療における立場の異なる2人が、検診、手術、抗がん剤、放射線、緩和ケアについて論戦

- **『がんを忘れたら、「余命」が延びました！』** 高橋三千綱共著 ビジネス社 2017年
  十二指腸潰瘍、肝硬変、食道がんを患い、胃がんを放置した作家に「がんの忘れかた」を伝授

- **『やってはいけない健康診断』** 和田秀樹共著 SB新書 2018年
  健診、がん検診、人間ドックは健康人を病人にするビジネス。「早期発見」信仰の愚を論じ合う

- **『孟司と誠の健康生活委員会』** 養老孟司共著 文藝春秋 2019年
  医の賢人2人が、世界一健康なのに健康不安が大きく「病人」にされやすい国民性を語り合う

2020年代

- **『コロナのウソとワクチンの真実』** 和田秀樹共著 ビジネス社 2021年
  新型コロナ4回目の緊急事態宣言下、自粛の弊害とワクチン、マスク、治療薬などの問題点を談議

[略歴]

近藤誠（こんどう・まこと）

1948年、東京都生まれ。73年、慶應義塾大学医学部卒業後、同医学部放射線科に入局、79～80年、アメリカへ留学。83年から同放射線科講師を務める。96年に刊行した『患者よ、がんと闘うな』（文藝春秋）で抗がん剤の副作用問題を初めて指摘し、医療の常識を変える。2012年、第60回菊池寛賞を受賞。13年、東京・渋谷に「近藤誠がん研究所・セカンドオピニオン外来」を開設。14年、慶應義塾大学を定年退職。ミリオンセラーとなった『医者に殺されない47の心得』（アスコム）、遺著『「健康不安」に殺されるな』のほか、『「副作用死」ゼロの真実』『コロナのウソとワクチンの真実』（和田秀樹氏との共著）『新型コロナとワクチンのひみつ』（以上、ビジネス社）、『最新 やってはいけない！ 健診事典』（講談社）、『医者が「言わない」こと』（毎日新聞出版）、『どうせ死ぬなら自宅がいい』（エクスナレッジ）など著書多数。2022年8月13日逝去。

医者に殺されるな

2023年7月12日　第1刷発行
2023年8月10日　第2刷発行

著　者　近藤 誠
発行者　唐津 隆
発行所　株式会社ビジネス社
〒162-0805　東京都新宿区矢来町114番地 神楽坂高橋ビル5F
電話　03（5227）1602　FAX　03（5227）1603
https://www.business-sha.co.jp

〈装幀〉HOLON
〈帯・本文写真〉佐藤雄治（養老孟司、和田秀樹）、後藤さくら（上野千鶴子）
〈本文組版〉エムアンドケイ　茂呂田剛
〈印刷・製本〉三松堂株式会社
〈編集協力〉日高あつ子、水波康（水波ブックス）
〈編集担当〉大森勇輝　〈営業担当〉山口健志

ISBN978-4-8284-2538-2